SAYFUTDIN ARIFOV
UBAYDULLO NUROV

PATOLOGIA DOS ÓRGÃOS ENT EM GÉMEOS:

SAYFUTDIN ARIFOV
UBAYDULLO NUROV

PATOLOGIA DOS ÓRGÃOS ENT EM GÉMEOS:

DIAGNÓSTICO, TRATAMENTO E REABILITAÇÃO
Monografia

ScienciaScripts

Imprint

Any brand names and product names mentioned in this book are subject to trademark, brand or patent protection and are trademarks or registered trademarks of their respective holders. The use of brand names, product names, common names, trade names, product descriptions etc. even without a particular marking in this work is in no way to be construed to mean that such names may be regarded as unrestricted in respect of trademark and brand protection legislation and could thus be used by anyone.

Cover image: www.ingimage.com

This book is a translation from the original published under ISBN 978-620-7-80489-4.

Publisher:
Sciencia Scripts
is a trademark of
Dodo Books Indian Ocean Ltd. and OmniScriptum S.R.L publishing group

120 High Road, East Finchley, London, N2 9ED, United Kingdom
Str. Armeneasca 28/1, office 1, Chisinau MD-2012, Republic of Moldova, Europe
Managing Directors: Ieva Konstantinova, Victoria Ursu
info@omniscriptum.com

Printed at: see last page
ISBN: 978-620-8-55516-0

Conteúdo

INTRODUÇÃO

Os gémeos são dois ou mais filhos nascidos de uma mesma gravidez, com uma curta diferença de tempo entre si. Podem ser um (monozigóticos), dois (dizigóticos) ou múltiplos (polizigóticos). Segundo as estatísticas, em média, os gémeos constituem cerca de 2% de todos os recém-nascidos e os trigémeos apenas 2% de todos os gémeos. A probabilidade de ter gémeos idênticos não está associada a factores hereditários e externos e é em média de 3 por 1000 gravidezes, ou seja, 0,3%. Segundo o CDC, "por cada 1 000 nascimentos, há 32,1 gémeos. Entre a população em geral no século XXI, a probabilidade de ter gémeos é de aproximadamente 3 em 100 (cerca de 3%)."[1] . Por esta razão, o diagnóstico, o tratamento e a reabilitação de gémeos com doenças dos órgãos ORL continuam a ser relevantes.

Em todo o mundo se investiga a prevalência de síndromes hereditárias, bem como o aumento do número de cardiopatias congénitas isoladas, doenças do sistema músculo-esquelético, doenças do aparelho geniturinário e patologias similares. Por sua vez, em otorrinolaringologia, o problema do estudo da patologia dos órgãos ORL em gémeos é caracterizado como pouco estudado. Isto serve de base para um estudo mais amplo e profundo da patologia dos órgãos ORL dos gémeos doentes e para melhorar a sua qualidade de vida.

A questão do estudo dos vários factores da patologia dos órgãos ORL entre gémeos dedicou uma série de estudos científicos realizados em vários centros de investigação e universidades de todo o mundo.

Numerosos estudos provaram que os gémeos dizigóticos (DZ) não são idênticos e são semelhantes entre si, como os irmãos normais. Podem ser heterossexuais, fenotipicamente muito diferentes um do outro e têm sempre um genótipo diferente. Mas para revelar a patogénese de muitas doenças e avaliar o papel da hereditariedade e dos factores ambientais na ocorrência e desenvolvimento de doenças, o estudo da patologia em crianças deste grupo é importante. Em regra, é também necessário ter em conta que os gémeos nascem prematuramente e que existe uma elevada taxa de nados-mortos e de mortalidade infantil entre eles. O nível de inteligência dos gémeos é inferior ao dos gémeos solteiros e, nos gémeos monozigóticos, a incidência de deficiência mental é mais elevada [Ganina N.V. 2000].

Atualmente, na população da República do Uzbequistão, o número de famílias numerosas está a aumentar, havendo uma tendência para o aumento de gravidezes múltiplas (gémeos, trigémeos) [S.S. Arifov.2020., G.U.Nurova.2022C]. A principal direção da investigação para identificar a influência de factores adversos na gravidez e a identificação de gémeos no grupo de crianças com um grau provável de "risco" torna-se justificada e relevante. A literatura científica tem comprovado o papel do método dos gémeos para o estudo da influência de factores hereditários e ambientais na formação das funções cerebrais superiores, no desenvolvimento físico e mental da criança [Sitnik N.G. 2017, Krasnopolsky V.I. 2016, Stasova Yu.V. 20-15]. No entanto, quase não

[1]https://stacks.cdc.gov/view/cdc/100472; http://dx.doi.org/10.15620/cdc:100472

existem estudos na literatura sobre a patologia dos órgãos ORL. Uma contribuição inestimável para a ciência médica é a identificação da correlação entre factores endógenos em a ocorrência de doenças, que só pode ser estabelecida através do estudo de gémeos.

Atualmente, ao estudar uma série de problemas otorrinolaringológicos, os cientistas começaram a utilizar o método dos gémeos [Lorelei A. Mucci, Jacob B. Hjelmborg 2019, Chescheir, NC 2015]. Estes estudos fornecem os resultados de casos individuais. Não há absolutamente nenhum dado sobre a análise do estado da patologia otorrinolaringológica entre gémeos.

CAPÍTULO I

PREVALÊNCIA DE DOENÇAS ENT EM GÉMEOS.

Os gémeos são um fenómeno natural excecional que tem atraído a atenção desde há muito tempo. Em diferentes países e em diferentes épocas, a opinião pública sobre os gémeos não era sempre a mesma: em alguns Estados, os gémeos eram vistos como uma manifestação de forças boas, o que provocava uma atitude especial e reverência da sociedade para com a mãe dessas crianças. Noutros países, pelo contrário, os gémeos eram considerados uma manifestação de forças maléficas, o que provocava uma atitude negativa em relação à mãe que os gerou. Com o desenvolvimento de uma sociedade civilizada, com o conhecimento aprofundado dos fenómenos naturais por parte do homem, as opiniões sobre os gémeos também se alteraram. [100].

O estudo detalhado deste fenómeno começou há mais de cem anos, quando o cientista inglês Francis Galton (1822-1911) publicou em Londres, em 1876, um artigo sobre gémeos: foram levantadas questões importantes relacionadas com o desenvolvimento humano: o cientista tentou responder-lhes utilizando o método comparativo dos gémeos [228]. O método tomou o seu lugar de direito entre outros em muitos domínios da medicina [50].

De acordo com as estatísticas, em média, nasce um par de gémeos por cada 100 nascimentos no mundo, ou seja, 1,2%. Por conseguinte, os gémeos representam 2,9% de todos os recém-nascidos. No entanto, não é raro que um dos gémeos morra durante o desenvolvimento intrauterino e o parto 122].

A morbilidade e a mortalidade perinatal em gémeos dependem em grande medida da corionicidade [99, p. 106; 121, p. 315;]. Sabe-se que a mortalidade perinatal está mais frequentemente associada à prematuridade grave ao nascimento, e este valor é 2,5 vezes superior nos gémeos monocoriónicos do que nos dicoriónicos. A incidência de parto pré-termo <32 semanas em gémeos monocoriónicos é 2 vezes mais provável (10%) do que em gémeos dicoriónicos (5%). A frequência de aborto espontâneo no período entre a 11ª e a 24ª semana nos gémeos dicoriónicos é de 2%, nos gémeos monocoriónicos é de cerca de 10% [25, p. 55; 11, p. 35;].

Atualmente, os gémeos dividem-se em: idênticos (nascem de um só óvulo, sinónimo - monozigóticos), fraternos (nascem de dois óvulos, sinónimo - dizigóticos) e gémeos nascidos de mais do que um óvulo (heterozigóticos). Os gémeos podem ser do mesmo sexo ou do sexo oposto [6, p. 36;].

No início do século XXI, o número de gravidezes e nascimentos múltiplos está a aumentar progressivamente em todo o mundo, incluindo na República do Uzbequistão. De 2005 a 2016, o número de gémeos nascidos por ano aumentou 2,2 vezes e o de trigémeos 3,6 vezes. Se em 2005 os nascimentos múltiplos representavam cerca de 0,7% de todos os nascimentos, em 2016 este valor atingiu 1,2% [10, 24;].

Regra geral, a gravidez múltipla ocorre em 1,5-2,5% dos casos, sendo mais frequente nas famílias em que a mãe ou o pai, ou ambos os cônjuges, nasceram de uma gravidez múltipla [67, p.23; 74 p.52;]. O genótipo da mãe desempenha um papel preponderante. A literatura fornece uma fórmula bem conhecida segundo a qual as gravidezes múltiplas ocorrem com a frequência de uma progressão geométrica formada quando se eleva o número 80 à potência: ocorre um gémeo por cada 80 nascimentos, trigémeos - por cada 80 nascimentos ao quadrado (6400), quadrigémeos - por cada 80 nascimentos ao cubo (512 000), quíntuplos - por cada 80 nascimentos no quarto grau (40 960 000) [67, p.23; 74 p.52; 104 p.16-17;].

É de notar que as gravidezes múltiplas se tornaram uma ocorrência comum (especialmente nas grandes cidades) devido à introdução de tecnologias de reprodução assistida [104, p.17;].Apesar da estabilização do número de gravidezes múltiplas, a sua percentagem na população continua a ser muito significativa.

No entanto, os nascimentos múltiplos dão origem a uma série de novos problemas, um dos quais é o nascimento prematuro, que, por sua vez, provoca um aumento da morbilidade e mortalidade perinatais, cujas principais causas são a prematuridade, a hipoxia e desnutrição fetais e a insuficiência placentária grave. Utilizando métodos informativos modernos, é possível fazer uma avaliação exaustiva dos factores de risco, do estado do colo do útero e do feto, o que permite, em alguns casos, tomar medidas de tratamento atempadas, selecionar adequadamente o método de parto e reduzir o nível de mortalidade perinatal. [2 p. 52-57; 6 p.35-37; 67 p.23; 121 p.312-317;].

A medicina moderna constata igualmente um aumento das doenças extragenitais nas mulheres grávidas, das complicações da gravidez e da hipoxia fetal crónica [77 p. 288; 123 p. 1204-1208].

A gravidez múltipla pode ser patológica, uma vez que está associada ao desenvolvimento de uma série de perturbações inespecíficas e específicas. Entre as complicações inespecíficas que ocorrem durante a gravidez única estão: o parto prematuro, o baixo peso da criança ao nascer, o desenvolvimento de pré-eclâmpsia na mãe e a paralisia cerebral (PC). A incidência de complicações em gestações múltiplas também aumenta com o número de fetos gestados [105 p. 16-17; 104 p.7-14;].

Se compararmos gémeos e crianças de uma gravidez única, os gémeos nascem prematuramente em 51% dos casos e os trigémeos em 91% dos casos, o que excede significativamente o valor correspondente para uma gravidez única (9,4%) (6). Além disso, 14% dos gémeos e 41% dos trigémeos nascem entre as 28 e as 32 semanas de gestação, enquanto que nas gravidezes únicas este valor é de 1,7% (6). Ao mesmo tempo, as possibilidades de prevenção farmacológica do nascimento pré-termo em gravidezes múltiplas continuam a ser limitadas. O mesmo se aplica às técnicas cirúrgicas, como demonstrado numa recente revisão da Cochrane [256, p. 146-151].

Os estudos científicos indicam taxas relativamente elevadas de perdas pré-natais em várias fases da gestação e analisam a elevada frequência de perturbações de vários órgãos e sistemas [5, p. 56-61]. Por exemplo, hA incidência de distúrbios placentários e o desenvolvimento da síndrome de restrição do crescimento fetal (RCIF) em gémeos é 10 vezes maior do que em recém-nascidos com gravidez única [2, p. 52-57;6 p.3537; 67 p.23;]. As conquistas da medicina moderna ainda não são capazes de travar a mortalidade perinatal nas gravidezes múltiplas: a taxa de mortalidade é 4 vezes superior à das gravidezes únicas e, nos gémeos monocoriónicos, é uma ordem de grandeza superior à dos gémeos bicoriónicos [184, p. 28-32;]. Os dados digitais confirmam este facto: a mortalidade nas gravidezes múltiplas não diminuiu nos últimos 30 anos devido à prematuridade, uma vez que quase 20% das mulheres grávidas dão à luz antes das 32 semanas de gravidez [2, p.52-57; 17, p.23;].

A gravidez múltipla fraterna é um fenómeno pouco frequente nos seres humanos, ao contrário do que acontece nos animais. Depende de alguns factores naturais: a idade da mãe (aumenta com o aumento da idade), raça (mais frequente entre os povos africanos, menos frequente entre os asiáticos) e a presença de gravidezes múltiplas deste tipo em familiares. Antes da era das tecnologias reprodutivas, os gémeos fraternos ocorriam em cerca de um caso por cada 80 nascimentos, os trigémeos fraternos, os quadrigémeos, etc. ocorriam com uma frequência exponencialmente decrescente - cerca de um caso por cada 80^2, 80^3, etc. nascimentos, respetivamente. A introdução de tecnologias reprodutivas tem causado gravidezes múltiplas fraternas bastante frequentes. A probabilidade de ter gémeos aumenta com as mães mais velhas. A frequência de gravidezes múltiplas monozigóticas mantém-se constante e é de 4 por 1000 nascimentos [77, p. 288; 79, 385;].

Segundo alguns autores, 1/3 de todos os gémeos são gémeos MZ e 2/3 são pares DZ, sendo a distribuição por sexo quase uniforme entre eles. É geralmente aceite que os nascimentos múltiplos representam cerca de 1% de todos os nascimentos, mas a incidência de nascimentos gemelares varia bastante consoante a raça e o país [50, p.17; 67, p.23;].

As gravidezes múltiplas ocorrem em 1,5-2,5% dos casos, mais frequentemente em famílias em que a mãe ou o pai, ou ambos os cônjuges, nasceram como resultado de uma gravidez múltipla [68, p. 58-61; 69, p. 72-80;]. Neste caso, o genótipo materno desempenha um papel preponderante. Não se pode deixar de recordar a fórmula bem conhecida, segundo a qual as gravidezes múltiplas ocorrem com a frequência de uma progressão geométrica formada quando se eleva o número 80 à potência: ocorre um gémeo por cada 80 nascimentos, trigémeos - por cada 80 nascimentos ao quadrado (6400), quadrigémeos - por cada 80 nascimentos ao cubo (512 000), quíntuplos - por cada 80 nascimentos no quarto grau (40 960 000).

As mulheres com gravidezes múltiplas continuam a correr um risco elevado de complicações perinatais. Mesmo com os desenvolvimentos modernos da medicina, a mortalidade perinatal durante as gravidezes gemelares é 5 vezes superior à das gravidezes únicas, a morte fetal intra-uterina é 4 vezes superior, a mortalidade neonatal é 6 vezes superior e a mortalidade perinatal é 10 vezes superior. A incidência de paralisia cerebral em crianças com gémeos é 3 a 7 vezes superior, com trigémeos - 10 vezes superior. O nível de complicações ante e intraparto por parte da mãe é 2 a 10 vezes superior ao das pacientes com uma gravidez única [17, p. 23;].

Os desenvolvimentos científicos de Bondarenko K.R. [10, p. 20-25;] mostram que um grande número de crianças nascidas de muitas gravidezes são susceptíveis a várias doenças. Entre estas doenças encontram-se órgãos que requerem a atividade do sistema imunocompetente, que combate os órgãos ORL, os olhos e outros órgãos protectores ou micróbios.

A determinação da zigosidade antes do parto só é possível através do estudo do ADN dos fetos obtidos por amniocentese, vilosidades coriónicas ou cordocentese. No entanto, o tipo de placentação não pode ser avaliado com base na zigosidade. Os gémeos monozigóticos podem ser monocoriónicos ou bicoriónicos [230, p.294-302;].

No caso de anomalias do parto, na patogénese de um efeito nocivo no feto, as perturbações metabólicas do feto que se desenvolvem em consequência de perturbações hipóxico-isquémicas, combinadas com efeitos mecânicos sobre o mesmo, adquirem uma importância primordial. A perturbação das reacções metabólicas leva não só a perturbações funcionais, mas também a perturbações orgânicas simultâneas em vários órgãos e sistemas do corpo, incluindo o ouvido interno (cóclea), o nervo auditivo e as secções centrais do analisador de som [105, p. 16-17;]. A hipóxia e a asfixia do feto conduzem a alterações patológicas nos mesmos. O método de estudo mais comum é o método dos gémeos em diversas variações [51, p.17;]:

-*concordância* - o sinal aparece em ambos os gémeos (semelhança).

- discordância - Num dos gémeos manifesta-se no fenótipo, no outro não (diferença).

Com base nestas caraterísticas (concordância e discordância) dos gémeos monozigóticos e dizigóticos, calcula-se o coeficiente de hereditariedade de Holzinger. Este coeficiente permite-nos determinar a contribuição do ambiente e da hereditariedade na formação da doença.

O método dos gémeos separados permite-nos separar as semelhanças causadas pelo mesmo genótipo das semelhanças causadas pelas mesmas influências ambientais.

O método das famílias gémeas permite descobrir a causa das fenocópias, alterações não hereditárias do fenótipo de um organismo.

Método dos gémeos de controlo - os grupos experimental e de controlo incluem cada um um par de gémeos [116, p. 88;].

Assim, na literatura científica mundial existe um número suficiente de estudos dedicados a diversas patologias no período pós-natal em crianças gémeas (retinopatia da prematuridade, lesões cerebrais hipóxico-isquémicas, síndrome convulsiva, etc.), bem como ao estudo da função auditiva em crianças prematuras e de termo de uma única gravidez (SP).

L.A. Larina comparou a prevalência de patologia dos órgãos ORL em gémeos (um, dois, múltiplos) e não gémeos. Estabeleceu as taxas de prevalência em crianças nascidas de gravidezes múltiplas (gémeos monozigóticos e dizigóticos) das seguintes doenças: desvio do septo nasal (68,5% e 47,6%), tubo-otite crónica (44,5% e 49,6%), amigdalite crónica (40,7% e 35,9%), faringite crónica (9,3% e 12,8%), que era significativamente mais elevada do que em crianças nascidas de uma gravidez única (28,1%, 25,0% , 22,0%, 3,1% respetivamente). Utilizando o método dos gémeos, foi determinada a dependência do estado funcional dos órgãos ORL da influência de factores endógenos (genéticos) e exógenos (factores ambientais). Foi revelada uma relação entre o estado das funções cerebrais superiores e o desenvolvimento da audição e da fala na infância. Foi estabelecida a dependência dos resultados dos métodos subjectivos de exame auditivo em relação ao estado das funções cerebrais superiores nas crianças. Isso serviu como uma recomendação para o uso de testes psicológicos que avaliam o estado das funções cerebrais superiores no diagnóstico de patologia auditiva em gêmeos [Lebedeva S.Yu. 2018, Ganina N.V. 2000].

Realizámos um estudo para estudar a patologia dos órgãos ORL entre gémeos. A recolha de material clínico foi realizada desde 1999 até 2018 no Departamento de Otorrinolaringologia e Oftalmologia do Instituto Médico do Estado de Bukhara com o nome de Abu Ali ibn Sina, Bukhara, Navoi, centros médicos infantis multidisciplinares regionais de Kashkadara, bem como na clínica privada "Bukhara LOR med Sentre" (Bukhara).

Foram examinadas 1120 crianças com várias doenças dos órgãos ORL com idades compreendidas entre o período neonatal e 16 anos (idade média 8,6±1,4 anos). Entre elas, havia 511 (45,6%) raparigas e 609 (54,4%) rapazes. Todos os doentes foram divididos em 2 grupos. O grupo principal era constituído por 844 crianças gémeas com doenças dos órgãos ORL com idades compreendidas entre o período neonatal e os 16 anos [raparigas - 387 (45,8%), rapazes - 457 (54,2%), idade média de 7,3±1,1 anos]. Entre os doentes, 439 (52%) eram gémeos idênticos, 297 (35,2%) eram fraternos e 108 (12,8%) eram múltiplos. O grupo de comparação incluiu 276 crianças não gémeas com doenças dos órgãos ORL [raparigas - 124 (44,1%), rapazes - 152 (55,1%), idade média 9,1±1,5 anos].

A distribuição dos doentes tendo em conta a idade, o sexo e o tipo de relação é apresentada na Tabela 1.

Quadro 1

Distribuição dos doentes examinados por idade, sexo e tipo de relação

Sinal	Períodos de idade						TOTAL
	1-7 dias recém-nascidos	7 dias - Bebés de 1 ano	1-3 anos mais cedo criança	4-7 anos primeiro filho	8-12 anos segundo filhoho od	13-16 anos de idade adolescenters	
Grupo principal n=844	33	81	181	209	167	173	844
Rapazes	17	43	91	117	92	97	457
Raparigas	16	38	90	92	75	76	387
Ovo simples	16	45	92	113	89	84	439
Bi-ovo	11	27	67	76	58	58	297
Multi-ovos	6	14	22	20	18	28	108
Grupo de comparação n=276	15	28	54	70	55	54	276
Rapazes	8	15	30	39	31	29	152
Raparigas	7	13	24	31	24	25	124

TOTAL	48	109	235	279	222	227	1120
Grupo de controlo, n=35	5	6	6	6	6	6	35

A geografia dos pacientes incluídos no desenvolvimento foi ampla e abrangeu as seguintes regiões (Quadro 2).

Os pacientes representavam 5 viloyats da República do Uzbequistão e da República de Karakalpakstan. Entre os doentes que apresentaram pedidos encontravam-se também representantes do Tajiquistão (n=8), do Turquemenistão (n=1) e do Afeganistão (n=1). Entre todas as regiões, o maior número de pedidos veio de residentes das regiões de Bukhara, Navoi, Kashkadarya e Samarkand.

quadro 2

Distribuição dos doentes examinados por região

República de Karakalpakstan	Total n=1120	Grupo principal n=844	Grupo de comparação n=276
Região de Bukhara	704	502	111
Região de Kashkadarya	189	167	76
Região de Navoi	164	151	63
Região de Samarkand	32	13	11
Região de Surkhandarya	21	9	14
Afeganistão	1	-	-
Tajiquistão	8	2	1
Turquemenistão	1	-	-
TOTAL	1120	844	276

A distribuição dos pacientes no grupo principal para o período de 1999 a 2018. é apresentada na Figura 1. Como se pode observar na figura, não houve diferenças significativas entre os anos, embora a curva tenha uma natureza ondulada devido ao número relativamente menor de pacientes em 2001, 2010, 2011, 2014. e, inversamente, seu aumento em 2004, 2008, 2013,2018.

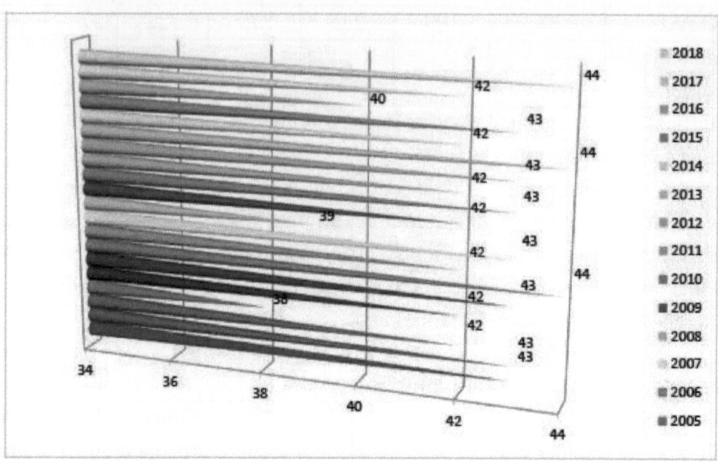

Figura 1. Distribuição dos pacientes no grupo principal no período de 1999 a 2018.
a 2018. em números absolutos

CAPÍTULO II

FORMAÇÃO, EVOLUÇÃO CLÍNICA E DIAGNÓSTICO DA PATOLOGIA ENT EM GÉMEOS

Atualmente, não existem dados precisos sobre a ocorrência de patologias ORL em gémeos. O problema exige um estudo mais aprofundado destas patologias.

Para avaliar o papel dos factores hereditários e ambientais e o desenvolvimento de doenças, são ainda observadas alterações patológicas no aspeto funcional e anatómico dos órgãos ORL em gémeos [50, p. 17]. Além disso, as crianças gémeas têm uma elevada taxa de patologia de defeitos anatómicos e fisiológicos dos órgãos ORL no período perinatal, em comparação com as crianças nascidas sozinhas. As alterações associadas ao funcionamento dos órgãos respiratórios e dos mesmos sistemas tornam-se cada vez mais perceptíveis, incluindo a formação dos órgãos ORL e, em particular, do analisador de sons: trata-se de um desvio da barreira nasal, de uma congestão das vias nasais e de um aumento dos defeitos que afectarão ainda mais a sua influência sobre os outros órgãos do corpo.

Sabe-se, por fontes científicas, que os factores que influenciam o desenvolvimento de patologias da audição e da fala ocorrem tanto em gémeos MZ como em DZ. Estes factores incluem: toxicose da gravidez, asfixia do recém-nascido, lesão intracraniana à nascença, baixo peso à nascença, prematuridade, etc.) [144, p.845-848]. A este respeito, pode explicar-se que as condições patológicas associadas à audição em gémeos são 3% mais comuns do que noutros órgãos ORL.

No decurso dos seus estudos realizados em crianças pequenas e em crianças gémeas, K.N. Ustinovich estabeleceu o fator da rápida progressão de muitas doenças do ouvido, frequentemente encontrado em gravidezes múltiplas e em crianças gémeas quando ocorre otite média [98, p. 67-70].

Larina L.A., utilizando o método dos gémeos, provou a elevada prevalência de amigdalite crónica, faringite e tubo-otite entre os gémeos, em comparação com as crianças nascidas de uma gravidez única. A nossa investigação, baseada na análise de pedigrees, também estabeleceu uma proporção significativa de predisposição hereditária para o desenvolvimento de otite média em gémeos durante o período neonatal e os primeiros meses de vida [98, p.67-70;].

Estudos observam que, no período pós-natal precoce, as lesões orgânicas do sistema nervoso central, a hiperbilirrubinemia, as transfusões de sangue de troca e fraccionadas por doença hemolítica do recém-nascido, a prematuridade e muitos outros factores têm um impacto negativo na função auditiva [3, p. 284;].

Cientistas canadianos descobriram que, por volta dos 12 anos de idade, 28% das crianças nascidas muito prematuramente têm deficiências auditivas neurossensoriais, e entre as crianças nascidas a termo, tais distúrbios foram observados em apenas 1% das crianças examinadas [268, p.2933;]. Vários factores negativos que afectam o feto durante a gestação, a prematuridade e a transição precoce para a alimentação artificial levam à perturbação da função protetora do sistema imunitário e à criação de condições favoráveis à ocorrência de processos inflamatórios infecciosos, incluindo doenças

inflamatórias do ouvido.
Uma delas é a atresia coanal congénita[18, p.27;].A atresia coanal congénita ocupa o terceiro lugar entre as outras patologias congénitas e é consequência da preservação da membrana nasopalatina, que ocorre entre a 6ª e a 12ª semanas de gestação, devido à aproximação e fusão sucessiva do bordo posterior do vômer com as extremidades posteriores dos cornetos nasais. De acordo com a literatura nacional e estrangeira, existe 1 observação de atresia coanal congénita por cada 50007000 recém-nascido. Infelizmente, a etiologia e a patogénese da atrésia das coanas continuam por esclarecer até aos dias de hoje. Mas não se pode deixar de notar a variedade de factores que podem levar à ocorrência de anomalias de deformidades congénitas. Neste aspeto, o maior grupo é constituído por agentes teratogénicos endo e exógenos, que podem ter um efeito direto no feto e indireto através do corpo da mãe [8.c. 78-84;].
Se falarmos de audição, o analisador de sons está sob o controlo de funções cerebrais superiores. O estado da audição está diretamente relacionado com o estatuto social de uma pessoa e com o seu potencial intelectual, especialmente em crianças pequenas [119, p. 47-50;] As funções cerebrais superiores (atenção, número de analisadores auditivos) influenciam os resultados em gémeos congénitos. Isto deve-se ao desenvolvimento dos órgãos cerebrais e ao consumo incompleto de oxigénio pelas células cerebrais [51, p.17;].
Filo e ontogénese. É importante identificar as causas que determinam a origem da patologia dos órgãos ORL e o desenvolvimento da doença, o que permitirá encontrar factores de risco para as doenças ORL, incluindo a perda de audição e a surdez [83, p. 43-46;], e, consequentemente, conduzirá ao desenvolvimento de um esquema de prevenção das doenças ORL.
Com base nos resultados de estudos aprofundados, a maioria dos gémeos nascidos de gravidezes múltiplas pode apresentar diferenças nas condições especiais dos órgãos ORL, incluindo as hereditárias, devido à influência de factores endógenos e exógenos no útero ou a maus hábitos na vida da mãe e a alterações neurológicas nos órgãos auditivos dos gémeos causadas por alterações genéticas. Em cerca de 3% dos gémeos, o nariz e os ossos nasais simétricos tendem a dobrar-se ou a encolher-se devido à pressão interna. A causa dos sintomas neurológicos no ouvido e no nariz é a baixa quantidade de oxigénio que chega à placenta e aos vasos sanguíneos [47, p. 20; 48 c. 22;].
Os factores de risco conhecidos para o desenvolvimento de OMA incluem o tabagismo parental, o nascimento no período de outono-inverno (meses de aumento das infecções respiratórias), o uso de chupeta, a alimentação da criança em posição supina, a regurgitação, as infecções do trato respiratório superior e a conjuntivite [98, p. 67-70;]. Além disso, nos recém-nascidos e nas crianças nos primeiros meses de vida, os factores perinatais adversos são de particular importância, o que aumenta o risco de desenvolver OMA. A sua estrutura altera-se sob a influência de um ambiente externo em constante mudança. Isto significa que a monitorização das condições patológicas que influenciam o desenvolvimento e o curso das doenças inflamatórias agudas do ouvido médio em recém-nascidos e crianças nos primeiros meses de vida é um problema urgente em

pediatria [98, p. 67-70;]. A perda de audição na otite média não complicada não é pronunciada (geralmente dentro de 30 dB), mas as crianças que sofreram de otite média podem sofrer de distúrbios da fala bastante profundos, e por vezes irreparáveis, e ter problemas de aprendizagem [259, p.776782;].

A literatura também refere factores que influenciam a ocorrência e o curso das doenças infantis , nomeadamente: patologia dos períodos pré-natal, intranatal e pós-natal [74, p.52-61]. Por exemplo, a audição da criança é afetada pelo uso de antibióticos ototóxicos pela mãe durante a gravidez, pelo abuso de álcool, bem como por várias lesões sofridas pela mãe [51, p. 17;]. No período intraparto, a causa da perda auditiva pode ser o trabalho de parto rápido ou prolongado, um longo período de anidrose, forças de trabalho fracas ou obstetrícia cirúrgica. Esses fatores, segundo L.A. Bukhman e S.M. Ilmer (2013), podem causar comprometimento da função auditiva em 7-27% [51, p. 17; 15, p. 52;].

A influência dos factores hereditários e exógenos sobre o feto e o seu papel específico durante a gravidez em mulheres que esperam gémeos são grandes: há um aumento do número de doenças congénitas e adquiridas, incluindo doenças dos órgãos ORL. Entre as crianças com doenças monozigóticas e dizigóticas, as doenças dos órgãos otorrinolaringológicos são generalizadas devido a factores de parto, factores de risco após o parto, baixo peso e outras razões encontradas em crianças gémeas durante a gravidez [266, p.3832;].

Na medicina moderna, estudam-se as alterações patológicas do funcionamento e do aspeto anatómico dos órgãos ORL nos gémeos e avalia-se o papel dos factores hereditários e ambientais no desenvolvimento da doença. [50, p. 17;].

A falha do sistema imunitário da criança manifesta-se através de doenças inflamatórias dos órgãos ORL. E aqui um exemplo marcante é a asma brônquica [111, p.45-51;].

Um aumento anual na incidência de órgãos ORL tem sido observado em patologias como desvio do septo nasal, rinite alérgica, otite média aguda, especialmente em crianças pequenas [50, p. 17; 114, p.90-93;].

Apesar da história centenária da medicina, muitas questões relativas à etiologia e à patogénese das deficiências auditivas congénitas e hereditárias nos seres humanos são atualmente insuficientemente estudadas. Este facto explica-se pelas dificuldades metodológicas que os investigadores em audiologia clínica têm de ultrapassar: os factores etiológicos das perdas auditivas e da surdez variam em função do momento da sua identificação. Está estabelecido que o nascimento de crianças com malformações congénitas dos órgãos ORL ocupa o primeiro lugar na estrutura da morbilidade e da deficiência infantil [71, p. 20;].

Na literatura, são raríssimas as referências ao estudo de gémeos no âmbito da patologia otorrinolaringológica. Atualmente, alguns cientistas começaram a utilizar o método dos gémeos no estudo de vários problemas otorrinolaringológicos [210, p.145148;]. No entanto, os seus relatórios referem-se apenas a casos individuais e não contêm uma análise do estado da patologia otorrinolaringológica entre gémeos, o que é de indubitável interesse científico e prático [91, p.67-69;]. As semelhanças e diferenças

intra-pares entre gémeos são determinadas não só por factores hereditários, mas também por factores exógenos.
Os investigadores propõem, em particular, que se aplique uma abordagem integrada e abrangente das caraterísticas associadas ao desenvolvimento intrauterino desfavorável e ao curso do trabalho de parto durante os nascimentos múltiplos, bem como que se tenha em conta a influência da saúde da mãe no desenvolvimento intrauterino dos gémeos. [97, p.162-163;]
Por exemplo, vários autores indicam que 90% das crianças com surdez congénita têm pais ouvintes e não existem outros parentes com perda auditiva nas suas famílias. A história familiar sugere a possibilidade de uma natureza hereditária da doença [26, p.76-79; 29, p.16;].
Os cientistas apontam para a importância do aconselhamento médico genético das famílias: este é significativo para o diagnóstico precoce, a prevenção e o prognóstico da patologia ORL [13, p.11-20;17, p. 23;].
Em todas as épocas, os cientistas abordaram a questão do papel da influência da hereditariedade e do ambiente nas doenças. E a otorrinolaringologia não foi exceção a este respeito. Um estudo dinâmico de gémeos poderia responder a muitas questões não resolvidas [122, p.312-317;].
Segundo Lucas L. Boer, nas crianças gémeas não existe apenas uma prevalência de patologia otorrinolaringológica, mas também uma elevada prevalência de outras doenças: gastroenterológicas, neurológicas e oftalmológicas [211, p.238240;]. Em particular, nos gémeos existem muitas patologias congénitas e adquiridas causadas pela curvatura da barreira nasal [266, p.3832;].
Assim, nos gémeos DZ, outras patologias otorrinolaringológicas foram mais frequentemente diagnosticadas: rinite crónica, tubo-otite crónica, deformação do septo nasal, adenóides de grau III, hipertrofia das amígdalas palatinas, otite média exsudativa.
A deficiência auditiva ocorre sempre no contexto de outras patologias otorrinolaringológicas concomitantes. Existe uma relação estreita entre a função auditiva, o desenvolvimento da fala e o estado do FMI (atenção, volume da memória auditivo-verbal).
De acordo com os resultados do exame de gémeos MZ e DZ, foi revelado que entre os pares de gémeos monozigóticos predominam as raparigas (63,0%), enquanto que entre os pares de gémeos dizigóticos predominam os rapazes (53,7%) [2, p. 52-57]. Uma análise comparativa dos dados sobre o estado de saúde dos pais de gémeos MZ e DZ mostrou que a patologia somática mais comum entre eles era a patologia gastrointestinal (45,5% e 63,1%, respetivamente), seguida da patologia GUS (45,6%), em termos de frequência de ocorrência, enquanto que nos pais de pares de gémeos MZ, a patologia do sistema geniturinário foi diagnosticada com muito menos frequência (22,7%). Os pais de pares de gémeos MZ eram significativamente mais propensos do que os pais de gémeos DZ a ter patologias do órgão visual e do sistema endócrino, e as patologias dos sistemas imunitário e respiratório foram mais frequentemente identificadas nos pais de pares de gémeos DZ (31,6%, 21,0%, 17,5%, respetivamente) [102, p. 7-9;]

De acordo com a análise dos dados anamnésicos, a amigdalite crónica foi diagnosticada com mais frequência nos pais de pares de gémeos MZ e DZ: 39,1% e 45,6%, respetivamente. Simultaneamente, nos pais de pares de gémeos DZ, a patologia em questão é observada com um pouco mais de frequência. A deformação do septo nasal nos pais de pares de gémeos MZ foi diagnosticada em 22,7%, ao passo que esta patologia não foi detectada nos pais dos pares de gémeos DZ examinados. Os pais de gémeos MZ e DZ foram influenciados negativamente por diversos factores antes do início da gravidez múltipla: os pais de gémeos MZ foram mais frequentemente expostos a riscos profissionais do que os pais de gémeos DZ [84, p.119-122;]

As patologias ORL crónicas são mais comuns nos gémeos. Este facto é influenciado pela idade gestacional da mãe, pelo índice de descolamento da placenta e pela posição das crianças uma em relação à outra à nascença [58, p.20;].

Uma análise comparativa de dados anamnésicos sobre o curso de gravidezes múltiplas monocoriónicas e bicoriónicas mostrou que as gravidezes múltiplas monocoriónicas ocorrem com um maior número de complicações (toxicose, gestose) do que as gravidezes múltiplas bicoriónicas. A duração média de uma gravidez múltipla monocoriónica foi de 36-37 semanas e a duração média de uma gravidez múltipla bicoriónica foi de 37-38 semanas [50, p.17;].

A toxicose da primeira metade da gravidez foi observada em 51,9% dos nascimentos de gémeos MZ e em 43,1% das mães grávidas de gémeos DZ, ou seja, 1,2 vezes mais frequentemente em gravidezes múltiplas monocoriónicas. A pré-eclampsia na segunda metade da gravidez foi mais frequentemente diagnosticada em gravidezes múltiplas monocoriónicas do que em gravidezes múltiplas bicoriónicas [67, p.23; 69, p.72-80;].

É impossível não ter em conta tanto as doenças mutagénicas como as doenças crónicas nos órgãos ORL devido à influência de vários factores na criança durante a gravidez gemelar. Um aumento da quantidade de produtos criados artificialmente em vez de produtos naturais tem um efeito negativo no desenvolvimento embrionário do corpo da criança durante a gravidez (especialmente na audição, no olfato e noutros analisadores) [63, p.144; 122 p.312-317;]

Com base na investigação de C. Bachert, J. Bousquet, foi formado o contingente mais comum de doenças em gémeos.

As baixas pontuações de Apgar indicam uma diminuição das capacidades adaptativas dos recém-nascidos durante o período neonatal: de acordo com os dados científicos, conclui-se que, de todos os gémeos, os rapazes gémeos MZ recém-nascidos têm as capacidades adaptativas mais baixas. [211, p.238-240;]

Os dados obtidos confirmam mais uma vez que as gravidezes e os partos múltiplos devem ser considerados patológicos devido ao grande número de complicações que surgem durante o seu decurso e que afectam negativamente o desenvolvimento somático e psicomotor das crianças.

Uma análise comparativa dos dados anamnésicos sobre o estado de saúde dos gémeos MZ e DZ mostrou que tanto os gémeos MZ como os DZ por raçaA prevalência de doenças do sistema nervoso ocupa o primeiro lugar (72,2% e 66,7%, respetivamente).

Um problema significativo em gravidezes múltiplas são as complicações neurológicas: estas são observadas em bebés prematuros e em crianças com desnutrição, bem como na presença de FFTS [105, p.16-17;].
A mortalidade de nados-mortos e a mortalidade neonatal em gravidezes múltiplas são registadas 3 vezes mais frequentemente do que em gravidezes únicas, e ascendem a 14,9% e 19,8%, respetivamente, por 1000 crianças nascidas vivas.
Se considerarmos os custos financeiros da prestação de cuidados médicos a cada filho de gémeos durante uma gravidez múltipla, durante os primeiros 5 anos de vida, estes são 2 vezes superiores aos das crianças nascidas de uma gravidez única [105, p.1617; 64, p.144;].
Os distúrbios neurológicos continuam a ser o principal fator patológico na gravidez ou na gravidez gemelar: hipóxia e patologia isquémica, atraso no desenvolvimento dos órgãos ORL e a presença de várias outras patologias, incluindo as devidas à falta de oxigénio. Esta situação está associada a um aumento da pressão na cavidade placentária e a espasmos [13, p. 11-20;].
Além disso, a quantidade de patologia ante- e/ou perinatal sofrida também afecta a gravidade da patologia ORL. Assim, se nos gémeos MZ e DZ, na presença de uma patologia dos períodos indicados, foi diagnosticada uma amigdalite crónica de forma compensada, adenóides de grau I-II, e nos gémeos MZ e DZ, que tiveram mais do que uma patologia dos períodos ante- e intranatal, a forma de amigdalite crónica foi descompensada, e as vegetações adenóides eram de maior grau, a deformação do septo nasal neles era muito mais frequentemente acompanhada por respiração nasal prejudicada e rinite vasomotora, e essa patologia otorrinolaringológica se desenvolveu neles em uma idade mais precoce do que em crianças com um curso favorável dos períodos pré e perinatais [14 , c. 22;].
Durante o estudo da função auditiva, L.A. Larina obteve a seguinte informação importante: a patologia auditiva nos gémeos MZ foi detectada mais frequentemente do que nos gémeos DZ (29,7% e 27,4%, respetivamente). A análise da semelhança intrapares mostrou que em ambos os gémeos do par DZ, a patologia auditiva foi diagnosticada em 18,9%, e nos pares MZ - em 18,5%. Foi revelado que no par DZ, a patologia auditiva ocorre mais frequentemente no gémeo nascido primeiro do que no gémeo nascido segundo (53,1% e 46,9%, respetivamente), e no par MZ, pelo contrário, a patologia auditiva é mais frequentemente observada no gémeo nascido segundo do que no gémeo nascido primeiro (56,3% e 3,7%, respetivamente) [50, p. 17;].
É claro que as crianças que sofreram patologias do período perinatal devem estar sob a supervisão de especialistas: um otorrinolaringologista, um neurologista, um psicólogo, um terapeuta da fala - com o objetivo de diagnosticar precocemente, escolher corretamente as tácticas de tratamento e prevenir as perturbações da audição e da fala. Neste aspeto, deve ser utilizado o programa de observação e reabilitação que desenvolvemos.
Atualmente, o curso da gravidez é influenciado por factores negativos: radiação, ecologia, condensados e emulsões adicionados aos alimentos. Tudo isto, por sua vez,

afecta diretamente os órgãos do sistema nervoso da criança, o que leva a um aumento de vários defeitos congénitos [276, p.653-658;].

CAPÍTULO III

ESTADO DO ÓRGÃO AUDITIVO E DA PARTE SUPERIOR TRACTO RESPIRATÓRIO EM CRIANÇAS GÉMEAS

3.1. Caraterísticas clínicas e audiológicas abrangentes das doenças dos órgãos auditivos em crianças gémeas.

Em 181 pacientes do grupo principal e 86 do grupo de comparação, foram identificadas várias doenças do órgão auditivo.

A distribuição dos doentes por idade, género e tipo de relação é apresentada na Tabela 3.1.

Quadro 3.1

Distribuição dos doentes com patologia auditiva por idade, sexo e tipo de relação

Sinal	Períodos de idade						TOTAL
	1-7 dias recém-nascidos	7 dias - 1 ano bebés	1-3 anos primeira infância	4-7 anos primeira infância	8-12 anos segunda infância	Adolescentes de 13-16 anos	
Grupo principal n=181	24	21	31	33	35	37	181
Rapazes	13	12	15	17	16	16	89
Raparigas	11	9	16	16	19	21	92
Ovo simples	10	11	14	16	16	15	82
Bi-ovo	8	9	10	11	10	12	60
Multi-ovos	6	6	7	6	7	7	39
Grupo de comparação n=86	12	13	14	15	16	16	86
Rapazes	6	7	8	7	8	7	43
Raparigas	6	6	6	8	8	9	43
TOTAL	36	39	45	48	49	50	267

A distribuição dos doentes tendo em conta as unidades nosológicas é apresentada na Tabela 3.2.

Quadro 3.2

Distribuição dos doentes tendo em conta as doenças auditivas

Nosológico Períodos de idade

unidade	1-7 dias recém-nascidos	7 dias - 1 ano bebés	1-3 anos de idade da primeira infância	4-7 anos primeiro filho	8-12 anos segundo filhoho od	13-16 anos de idade adolescentes	

Furúnculo e.a.c.	-	-	2	4	9	9	24
MG			1	3	6	6	16
CG			1	1	3	3	8
Malformação congénita do externo orelha	2	2	-	-	-	-	4
MG	1	2	-	-	-	-	3
CG	1		-	-	-	-	1
Otite média aguda	4	21	26	19	8	6	84
MG	2	15	17	13	6	5	58
CG	2	6	9	6	2	1	26
Otite média aguda purulenta	-	13	20	11	3	2	49
MG	-	9	14	7	2	1	33
CG	-	4	6	4	1	1	16
Otite média exsudativa	-	-	16	21	3	2	42
MG	-	-	11	14	2	1	28
CG	-	-	5	7	1	1	14
Otite média recorrente	-	12	8	4	2	-	26
MG	-	10	6	3	1	-	20
CG	-	2	2	1	1	-	6
Otite média crónica supurativa mesotímpano é epitimpanite	- - -	- - -	7 6 1 -	10 8 1 1	31 24 4 2	36 26 5 3	84 64 11 6
epimesotim-panitis condição depois de ouvido R.O. MG CG	- -	- -	- 4 1	- 8 3	1 18 10	2 28 12	3 58 26
Otite média adesiva	-	-	-	2	6	10	18
MG				1	5	7	13
CG				1	1	3	5

Timpanosclerose	-	-	-	2	4	8	14
MG				1	3	6	10
CG				1	1	2	4
Perda auditiva neurossensorial bilateral	2	14	15	16	17	19	83
MG	1	11	12	13	11	13	61
CG	1	3	3	3	6	6	22
MG	5	47	64	63	58	56	293
CG	4	14	25	27	26	29	125
Total	9	62	94	90	84	85	418

Nota. MG - grupo principal, GC - grupo de comparação.

No total, 141 doentes tinham apenas uma, 91 - duas e 35 - três doenças do órgão auditivo, ou seja, foi identificado um total de 418 doenças. Incluindo no grupo principal - 84; 67; 30 e no grupo de comparação 45; 29; 12, respetivamente. No total, em 181 pacientes o processo foi bilateral, em 86 foi unilateral; no grupo principal essa divisão correspondeu a 113 e 68, e no grupo de comparação - 61 e 25.

A distribuição dos doentes com base na lesão do ouvido é apresentada na Tabela 3.3.

Quadro 3.3

Distribuição dos doentes com base na lesão do ouvido

Unidade nosológica	Orelha direita	Orelha esquerda	Ambas as orelhas	TOTA L
Furúnculo do canal auditivo externo	10	8	6	24
grupo principal	7	5	4	16
grupo de comparação	3	3	2	8
Malformação congénita do ouvido externo	2	2	-	4
grupo principal	1	1	-	2
grupo de comparação	1	1	-	2
Otite média aguda	29	31	24	84
grupo principal	21	22	15	58
grupo de comparação	8	9	9	26
Otite média aguda purulenta	19	20	10	49
grupo principal	13	14	8	35
grupo de comparação	6	6	2	14
Otite média exsudativa	16	12	14	42
grupo principal	10	8	11	29
grupo de comparação	6	4	3	13
Otite média recorrente	8	11	7	26
grupo principal	5	9	6	20

grupo de comparação	3	2	1	6
Otite média crónica supurativa	27	32	25	84
mesotimpanite	18	25	21	64
epitimpanite	5	4	2	11
epimesotim-panite	3	2	2	7
condição após R.S.	1	1	-	2
grupo principal	18	21	19	58
grupo de comparação	9	11	6	26
Otite média adesiva	8	6	4	18
grupo principal	6	4	3	13
grupo de comparação	2	2	1	5
Timpanosclerose	6	5	3	14
grupo principal	4	4	2	10
grupo de comparação	2	1	1	4
Perda auditiva neurossensorial bilateral	15	17	51	83
grupo principal	11	13	37	61
grupo de comparação	4	4	14	22
TOTAL	159	153	116	428

Dos 83 casos diagnosticados de PASN, em 70 (84,3%) a doença formou-se

separadamente e em 13 (15,7%) - no contexto da patologia do ouvido médio. No grupo principal - 53 (86,7%) e 8 (13,3%), no grupo de comparação - 18 (81,6%) e 4 (8,4%), respetivamente.

A anomalia congénita do desenvolvimento do ouvido externo manifestou-se sob a forma de anotia unilateral (1), atresia do canal auditivo externo (1), orelha de gato (1), uma combinação de orelhas salientes e macrootia de ambos os lados (1).

A análise dos factores causais da PANS mostrou diferenças entre os grupos comparados. Nos doentes do grupo principal, 14 (26,4%) casos de casamento consanguíneo foram identificados como fator causal, em 14 (26,4%) - como consequência da toma de antibióticos aminoglicosídeos (gentamicina, amicacina, merkacina), em 8 (15,1%) - como consequência de uma infeção viral respiratória aguda sofrida por uma criança, em 5 (9.43%) - devido a traumatismo intraparto, em 4 (7,55%) - em consequência de uma infeção viral respiratória aguda sofrida pela mãe durante a gravidez, em 4 (7,55%) - devido à presença de conflito rhesus e em 2 (3,78%) devido a sarampo. Em dois casos, não foi possível descobrir a causa da PANS.

No grupo de comparação, o fator causal foi 3 (16,67%) casos de toma de antibióticos aminoglicosídeos (gentamicina, amicacina, merkacina), em 3 casos (16,67%) foi uma consequência de trauma intraparto, em 2 casos (11.1%) - de um ARVI sofrido pela mãe durante a gravidez, em 5 (27,78%) casos - de um ARVI sofrido por uma criança, em 2 (11,11%) - a presença de um conflito Rh, em 1 (1,8%) - uma consequência de um casamento relacionado, em 1 (1,8%) - de meningite anterior. Num caso, não foi possível descobrir a causa da PANS.

Em outras doenças do órgão auditivo em pacientes dos grupos comparados, não foram encontradas diferenças em relação aos factores causais, caraterísticas do curso clínico ou alterações nos testes funcionais e laboratoriais entre os grupos comparados. Neste sentido, apresenta-se apenas o resultado da análise das unidades nosológicas individuais dos doentes do grupo principal.

Nos grupos comparados, houve uma diferença em termos de recidivas ou exacerbações da OMCS. No grupo principal, a taxa média de recidiva foi de 4,05±0,32, e no grupo de comparação foi de 1,04±0,11 (P<0,05). No grupo principal, a exacerbação da OMCS foi observada em 23 pacientes, dos quais: em 19 casos, várias opções de cirurgia de higienização da orelha foram realizadas em caráter de emergência. Uma condição semelhante em pacientes do grupo de comparação foi observada em 7 casos, dos quais: em 5 casos, várias opções de cirurgia de higienização da orelha foram feitas em caráter de emergência.

A natureza das alterações nos indicadores dos estudos audiológicos dependia, para todas as doenças, do tipo de deficiência auditiva. Com uma fervura do canal auditivo externo, não foram detectadas alterações na audição.

Tendo em conta as caraterísticas do desenvolvimento das crianças relacionadas com a idade, a capacidade de preencher corretamente os requisitos da acumetria e da audiometria tonal limiar, estes métodos de investigação foram realizados em crianças a partir dos 5 anos de idade.

154 pacientes com patologia do ouvido médio foram submetidos a acumetria e audiometria tonal limiar.

Os resultados da acumetria na maioria das crianças corresponderam a uma perda auditiva de acordo com o tipo de condução sonora, e apenas em alguns casos - a um tipo misto de alteração auditiva com predominância de comprometimento da condução sonora. Os resultados do estudo da fala nestes doentes são apresentados na Tabela 3.4.

Em 190 doentes com patologia do ouvido médio com mais de 3 anos, foi determinada a patência das trompas auditivas (Tabela 3.5). A avaliação da patência foi efectuada de acordo com a seguinte classificação: ouvir o ruído quando a boca faríngea da trompa está aberta ao engolir saliva (grau 0 de patência), com o teste de Toynbee (grau I), manobra de Valsalva (grau II), ao soprar de acordo com Politzer (grau III), durante o cateterismo (estádio IV).

Como se pode observar na tabela, apenas 25% dos pacientes observados mantiveram graus fisiológicos (0-II) de patência das tubas auditivas.

Quadro 3.4

Resultados de um estudo da fala em pacientes com patologia do ouvido médio

Grupo	Lado da deficiência auditiva			
	Processo unilateral (n=310)		Processo bilateral (n=118)	
	Dor de ouvido	Orelha saudável	Orelha direita	Orelha esquerda
Grupo principal	4.88±1.34	>6	0.91±0.28	0.85±0.29
(n=96)	6.13±0.68	>6	3.0±0.40	2.98±0.40

Grupo de comparação (n=58)	4.05±0.65	>6	2.44±0.82	1.98±0.84
	5.8±0.42	>6	3.58±0.89	3.45±0.92
Grupo de controlo (n=35)	ouvido direito e esquerdo >6 m			
	ouvido direito e esquerdo >6 m			

O numerador são indicadores de discurso sussurrado, o denominador são indicadores de discurso falado.

Quadro 3.5

Resultados de um estudo sobre a permeabilidade das trompas auditivas em doentes com patologia do ouvido médio

patologia do ouvido médio

Grupo	Lado da deficiência auditiva			
	Processo unilateral (n=64)		Processo bilateral (n=54)	
	Dor de ouvido	Orelha saudável	Orelha direita	Orelha esquerda
Grupo principal (n=96)	41	14	22	19
Grupo de comparação (n=58)	23	12	13	10
Grupo de controlo (n=35)	14	7	6	8

Em todos os pacientes com patologia não purulenta do ouvido médio (otite média exsudativa, otite média adesiva, timpanosclerose), a mobilidade dos tímpanos foi avaliada com um funil Siegle pneumático. A limitação completa da mobilidade do ouvido afetado foi detectada em 22 casos e parcial (irregular) em 52 casos.

De acordo com a audiometria tonal liminar, 121 crianças apresentavam deficiência auditiva do tipo condutiva e 33 do tipo mista com predomínio de deficiência condutiva. Os indicadores da audiometria tonal limiar surgiram com a formação de um "corredor aéreo-ósseo" (Tabela 3.6). Em ambos os grupos, os limiares de condução aérea estavam significativamente aumentados em relação ao grupo de controlo; o limiar de condução óssea apenas a 8000 Hz apresentava um desvio semelhante.

O audiograma resumido dos doentes com patologia do ouvido médio em ambos os grupos e no grupo de controlo é apresentado na Figura 3.1 - 3.3.

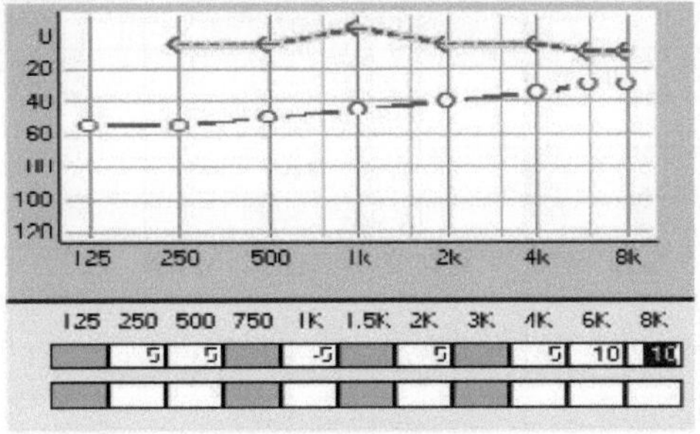

Figura. 3.1. Audiograma sumário de pacientes com patologia **do ouvido médioprincipal**

grupo (n=96)

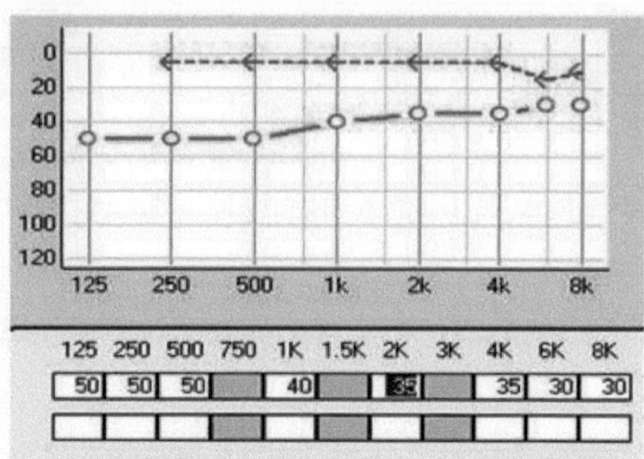

Pic. 3.2. Audiograma resumido dos pacientes com patologia da orelha média no grupo de comparação (n=58)

Tabela 3.6 Indicadores da audiometria tonal liminar de pacientes com patologia do ouvido médio, em dB

Grupo	Frequência de teste, Hz															
	125		250		500		1000		2000		4000		6000		8000	
	A	B	A	B	A	B	A	B	A	B	A	B	A	B	A	B

Controlo - Grupo Naya (n=35)	Grupo de comparação (n=58)	Grupo principal (n=96)
8.80±0.56	51.54±2.88*	55.54±2.88*
não medido	não medido	não medido
7.95±0.56	52.54±2.88*л	52.54±2.88*л
3.9±0.53	7.95±0.56	7.95±0.56
6.83±0.58	49.34±2.61*л	49.34±2.61*л
5.25±0.52	5.15±0.52	5.15±0.52
5.98±0.55	46.67±2.55*л	46.67±2.55*л
3.9±0.53	5.98±0.55	5.98±0.55
6.73±0.60	39.81±3.06*л	39.81±3.06*л
3.8±0.45	6.83±0.60	6.83±0.60
6.9±0.54	34.96±2.16*л	34.96±2.16*л
3.9±0.51	6.H0.67	6.H0.67
9.85±0.55	32.26±2.16*л	32.26±2.16*л
6.H0.67	13.9±0.45	10.9±0.45
9.95±0.64	29.16±2.16*	29.16±2.16*
7.98±0.59	12.0±0.53	11.0±0.53

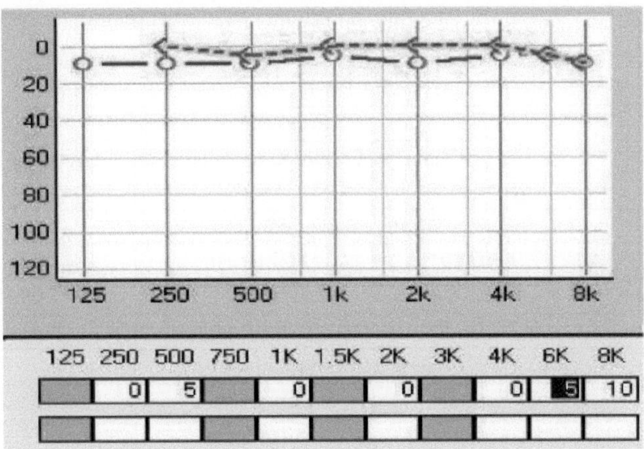

Figura. 3.3. Audiograma resumido do grupo de controlo (n=35)

Foram efectuadas medições de impedância em 27 doentes com patologia não purulenta do ouvido médio. Em 14 casos, foi estabelecido um timpanograma tipo B no lado afetado, 8 - tipo C e 5 - tipo As. Em todos os casos, não foram registados reflexos acústicos ipsilaterais em todas as frequências pesquisadas (500, 1000, 2000, 4000 Hz).

A ocorrência de patologia do ouvido médio simultaneamente em todos os gémeos foi observada em 111 casos, dos quais: 43 eram idênticos, 31 eram dizigóticos e 13 eram múltiplos. Em 61 (55%) casos havia apenas patologia purulenta, em 39 (35,1%) havia patologia não purulenta e em 11 (9,9%) havia uma combinação de ambas.

Todos os pacientes com PASN foram submetidos a um exame auditivo completo. Com base no grau de deficiência auditiva e no estado psicológico das crianças, o estado do órgão auditivo foi avaliado de várias formas. Nos doentes que não conseguiram cumprir corretamente os requisitos da acumetria e da audiometria tonal liminar, o estado da audição foi avaliado através de métodos objectivos de investigação auditiva - impedanciometria, registo de emissões otoacústicas tardias (EOAPD), emissões otoacústicas em produto de distorção (EOAPD), potenciais evocados de curta latência (PEATE). As restantes crianças foram submetidas a acumetria, audiometria tonal liminar, avaliação da patência das trompas e da mobilidade dos tímpanos com recurso a um funil pneumático de Siegle.

Foram realizados métodos objectivos de exame auditivo em 41 doentes, dos quais: 25 do grupo principal e 16 do grupo de comparação.

Todos os doentes apresentavam PANS bilateral de gravidade variável.

Foi registado um timpanograma tipo A nos ouvidos; não foram registados reflexos acústicos ipsilaterais em todas as frequências sondadas (500, 1000, 2000, 4000 Hz) no lado afetado.

Em 100% dos casos, as duas classes de EOA não foram registadas, enquanto que no grupo de controlo foram registadas em todos os casos.

Com base nos dados de registo do SEP, foi realizada uma análise do limiar de registo, da latência do , da amplitude da quinta onda e dos intervalos interpicos (Tabela 3.7).

Table 6 7

Indicadores CVEP em pacientes com PASN nos grupos de estudo

Índice	Grupos de pacientes		
	Grupo principal (n=41)	Grupo de comparação (n=16)	Grupo de controlo (n=10)
Latência da onda, ms			
I	2.99±0.10*	2.22±0.10*	1.95±0.02
III	4.51±0.10*	4.74±0.11*	4.09±0.01
V	6.77±0.11*	6.79±0.11*	5.91±0.03
Amplitude da onda, μv			
I	0.18±0.08*	0.96±0.08*	0.53±0.07
III	0.51±0.08*	0.71±0.08*	0.59±0.07
V	0.75±0.08*	0.66±0.08*	0.81±0.07
Intervalos interpicos, ms			
I-III	3.12±0.02*	2.92±0.02*	2.75±0.03
III-V	2.86±0.04*	2.85±0.03*	2.05±0.04
IV	4.87±0.04*	4.97±0.03*	4.15±0.03

Nota: * - as diferenças em relação aos dados do grupo de controlo são significativas (P<0,05).

42 pacientes com PASN em períodos etários mais avançados (segunda infância, adolescentes) foram submetidos à acumetria e à audiometria tonal liminar.

Em todos os pacientes, o resultado da acumetria indicou deficiência auditiva com base no tipo de perceção sonora. Os indicadores do estudo da fala variaram muito (Tabela 3.8).

Table 7 8

Resultados de um estudo da fala em pacientes com PANS

Lado	Estudo	Grupo principal (n=20)	Grupo de comparação (n=22)	Controlo grupo (n=35)
Orelha direita	Discurso sussurrado	0.91±0.28	0.85±0.29	>6 m
	Discurso coloquial	2.89±0.40	2.68±0.89	>6 m
Orelha esquerda	Discurso sussurrado	0.91±0.28	0.85±0.29	>6 m
	Discurso coloquial	2.89±0.40	2.65±0.92	>6 m

Em todos os pacientes, foram determinados os graus fisiológicos (0-II) de permeabilidade das tubas auditivas.

Os indicadores da audiometria tonal liminar manifestaram-se sob a forma de um aumento significativo dos limiares de condução aérea e óssea em todas as frequências relativamente aos valores de controlo (Tabela 3.9).

O audiograma sumário dos doentes com patologia do ouvido médio de ambos os grupos e do grupo de controlo é apresentado nas Figuras 3.4 e 3.5.

A Tabela 3.10 apresenta dados sobre a distribuição dos doentes, tendo em conta o grau de deficiência auditiva de acordo com os dados dos testes de fala e da audiometria tonal liminar ou o resultado do registo do PEE.

Table 8 **9**

Indicadores da audiometria tonal limiar de pacientes com PANS em dB

Grupo	Frequência de teste, Hz															
	125		250		500		1000		2000		4000		6000		8000	
	V	To	V	To	V	To	V	To	V	To	V	To	V	To	V	To
Main group (n=20)	31.16±2.16*	not measured	35.26±2.16*	26.15±0.56*	41.34±2.61*	32.15±0.52*	44.67±2.55*	41.98±0.55*	45.81±3.06*	42.83±0.60*	50.96±2.16*	46.11±0.67*	55.26±2.16*	50.79±0.45*	62.54±2.88*	51.79±0.36*
Comparison group (n=22)	30.16±2.11*	not measured	34.86±2.12*	28.95±0.14*	40.94±2.64*	35.95±0.42*	43.97±2.25*	42.07±0.43*	46.01±2.16*	42.44±0.43*	51.02±1.23*	45.03±0.34*	51.81±1.75*	45.79±0.17*	56.04±3.05*	46.0±1.03*
Control group (n=35)	8.80±0.56	not measured	7.95±0.56	3.9±0.53	6.83±0.58	5.25±0.52	5.98±0.55	3.9±0.53	6.73±0.60	3.8±0.45	6.9±0.54	3.9±0.51	9.85±0.55	6.1±0.67	9.95±0.64	7.98±0.59

Nota: * - P<0,05 em relação aos dados do grupo de controlo.

Tabela 3.10 Distribuição dos pacientes com deficiência auditiva por grau de perda auditiva

Group	Degree of hearing impairment									
	I		II		III		IV		deafness	
	abs.	%	abs.	%	abs.	%	abs.	%	abs.	%
Main (n=181)	38	21	61	33.7	37	20.4	27	14.9	18	9.9
Comparisons (n=86)	31	36	26	30.2	20	23.3	6	7	3	3.5
Total (n=277)	69	24.9	87	31.4	57	20.6	33	11.9	21	7.6

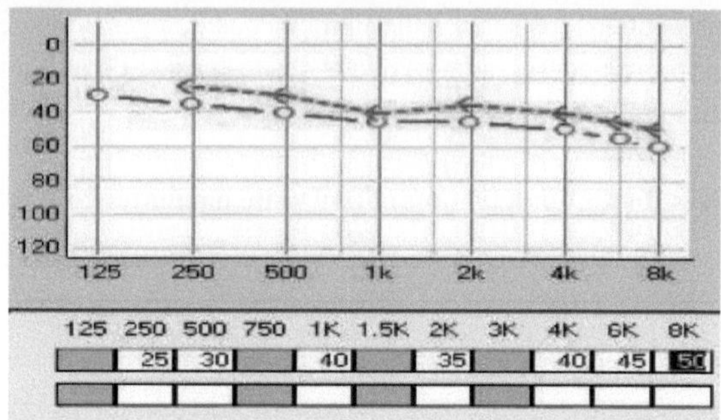

Pic. 3.4. Audiograma resumido dos pacientes com PASNgrupo principal (n=20)

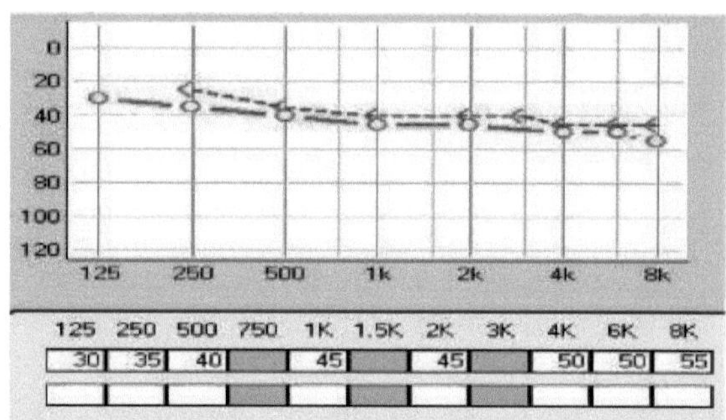

Pic. 3.5. Audiograma resumido dos pacientes com PASN no grupo de comparação (n=22)

Nos pacientes com patologia do órgão auditivo de ambos os grupos, como resultado da radiografia de Schuller, foram obtidas alterações caraterísticas de cada nosologia. Não foram observadas caraterísticas distintivas nas suas manifestações entre gémeos e não gémeos.

No grupo principal, em 17 casos, a PASN ocorreu em ambos os gémeos. Destes, 12 eram monozigóticos e 5 eram dizigóticos. Foram identificados como factores causais: o casamento consanguíneo - em 9 casos, em 3 casos - a toma de antibióticos aminoglicosídeos, em 2 - uma criança que sofreu ARVI, em 1 caso - uma mãe que sofreu I'rom ARVI durante a gravidez, em 1 - trauma intraparto, em 1 - presença de conflito Rh. 13 (76,5%) doentes tinham surdez e 4 (23,5%) tinham surdez de quarto grau perda auditiva, ou seja, houve uma evolução mais grave da PANS em comparação com outras pacientes.

3.2. Aspectos clínicos, radiológicos e laboratoriais da evolução das doenças do nariz e dos seios e dos seios paranasais em crianças gémeas.

Examinámos 523 doentes com doenças do nariz e dos seios paranasais.

Destes, 432 doentes representaram o grupo principal e 91 - o grupo de comparação. A distribuição dos doentes por idade, género e tipo de relação é apresentada na Tabela 3.11.

Quadro 3.11

Distribuição dos doentes com doenças do nariz e dos seios paranasais por idade, género e tipo de relação

Sinal	Períodos de idade						TOTAL
	1-7 dias recém-nascidos	7 dias - 1 ano bebés	1-3 anos primeira infância	4-7 anos primeira infância	8-12 anos segunda infância	Adolescentes de 13-16 anos	
Grupo principal n=432	9	57	83	88	94	101	432
Rapazes	4	29	44	51	56	61	245
Raparigas	5	28	39	37	38	40	187
Ovo simples	6	31	45	49	52	53	236
Bi-ovo	3	18	24	28	34	34	141
Multi-ovos		8	14	11	8	14	55
Grupo de comparação n=91	3	14	16	17	19	22	91
Rapazes	2	7	9	10	12	14	54
Raparigas	1	7	7	7	7	8	37
TOTAL	12	71	99	105	113	115	523

A distribuição dos doentes tendo em conta as unidades nosológicas é apresentada no Quadro 3.12.

Quadro 3.12

Distribuição dos doentes tendo em conta as unidades nosológicas da patologia do nariz e dos seios paranasais

Tipo de patologia	Períodos de idade						TOTA L
	1-7 dias recém-nascido ns	7 dias - 1 ano bebés	1-3 anos de idade para crianças pequenas	4-7 anos primeiro filho	8-12 anos segundo filhoho	13-16 anos de idade adolescente	
			od	od	od	ers	
Anomalia congénita do nariz externo	1/-	5/-	1/-	-	-	-	7/-
Deformação do	-	-	2/-	6/1	14/2	22/4	44/7

nariz externo							
Furúnculo nasal	-	1/-	3/1	6/1	9/1	14/2	33/6
Rinite aguda	1/-	11/2	14/5	8/4	6/1	1/1	41/14
Desvio do septo nasal	-	2/-	16/3	31/9	64/12	74/15	187/39
Hemorragia nasal pólipo do septo	-	-	-	-	3/1	5/-	8/1
Atresia da coana: membranosa-cartilaginosa - 3; óssea -1	1/-	3/-	-	-	-	-	4/-
Rinite catarral crónica	-	-	18/3	49/7	68/11	81/10	216/31
Rinite hipertrófica crónica	-	-	-	1/1	32/8	41/10	74/19
Rinite atrófica crónica	-	-	-	3/1	33/9	44/11	78/21
Rinite vasomotora	-	-	-	1/1	27/6	35/8	63/15
Rinite alérgica	-	3/-	31/11	49/16	67/17	89/19	239/63
Sicoses do vestíbulo nasal	-	-	-	-	-	6/1	6/1
Pólipo nasal	-	-	-	-	2/-	7/-	9/-
Rhinolit	-	1/-	6/-	5/-	-	-	12/-
Rinossinusite aguda	-	7/1	15/2	24/7	54/9	73/11	173/30
Rinossinusite crónica	-	4/1	21/5	68/15	77/18	99/22	259/61
Osteoma do seio frontal	-	-	-	-	-	2/1	2/1
TOTAL	3/-	37/4	127/30	251/63	456/95	593/ 115	1467/ 307

Nota: grupo principal/grupo de comparação.

Das doenças acima referidas no grupo principal, 38 doentes tinham apenas uma, 148 - duas, e 246 - três ou mais doenças do nariz e dos SPN, ou seja, no total, foram identificadas 1467 doenças. No grupo de comparação, havia 11, 22, 68, respetivamente, com um número total de doenças identificadas de 307. No grupo principal, 284 doentes tinham um processo bilateral, 148 tinham um processo unilateral, e no grupo de comparação 57 e 34, respetivamente.

Nos doentes dos grupos comparados, não foram encontradas diferenças em relação aos factores causais, caraterísticas da evolução clínica ou alterações nos testes funcionais e laboratoriais entre os grupos comparados. Neste sentido, apresentamos apenas o resultado da análise das unidades nosológicas individuais dos doentes do grupo principal.

Para além dos métodos de investigação clínica, funcional e laboratorial, foram realizados 1644 métodos de investigação radiológica em doentes com doenças do nariz e dos SPN. 1517 doentes realizaram radiografia dos seios paranasais em projeção direta (posição nariz-queixo com a boca aberta) e em projeção lateral. Em caso de baixo conteúdo informativo da radiografia ou de doentes independentes (antes de nos contactarem), foi realizada TCMS do nariz em 78 casos e RMN do cérebro em 49 casos.

Em todos os casos, tanto no grupo principal como no grupo de comparação, a informação obtida através dos métodos de radiação correspondeu aos resultados dos estudos clínicos.

A anomalia congénita do nariz externo manifestou-se sob a forma de deformação da asa nasal (3), retração do dorso nasal (2), atresia completa sob a forma de uma membrana da entrada da cavidade nasal à direita (1) e uma fístula do dorso nasal (1). Em três casos, a anomalia congénita do nariz externo ocorreu em ambos os gémeos idênticos.

A deformação do nariz externo manifestou-se sob a forma de lordose (14), cifose (16), deformação da asa nasal (9) e recessão do dorso nasal (5). Em dois casos, a deformação do nariz externo ocorreu em ambos os gémeos.

O furúnculo nasal em 9 doentes resultou na formação de abcessos. Em 12 casos, complicou-se com inchaço dos tecidos moles da face, 8 - com a formação de um infiltrado inflamatório no lábio superior.

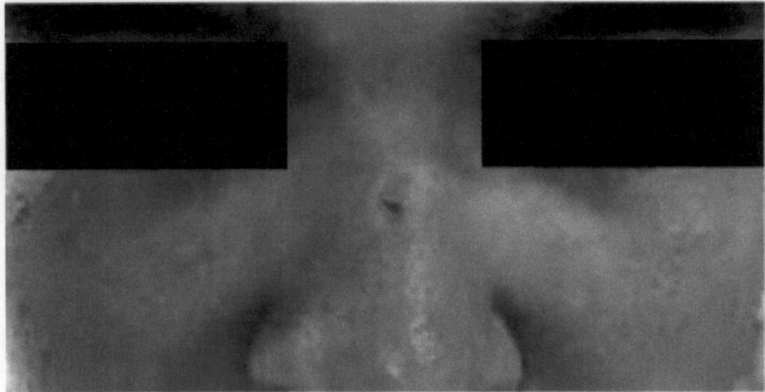

Pic. 3.6. Paciente K.D, 16 anos de idade. Anomalia congénita do nariz externo - fístula do dorso nasal

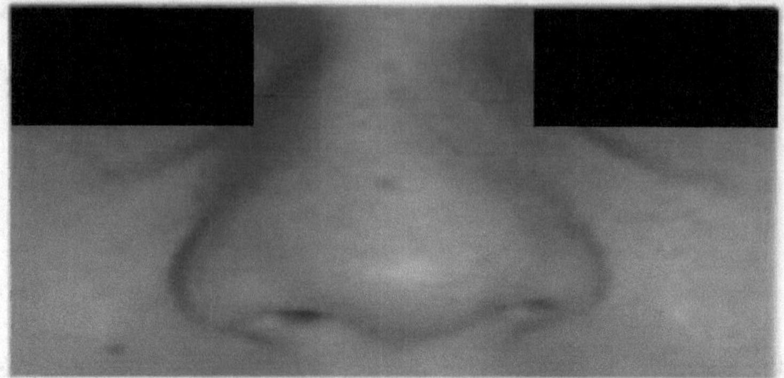

Pic. 3.7. Paciente V.P., 16 anos de idade. Deformação adquirida do nariz externo - deslocação do dorso nasal para a direita

As variações da curvatura do septo nasal foram diferentes. A curvatura do septo nasal foi detectada sob a forma de um deslocamento para um lado ou outro no osso (11), parte cartilaginosa (24), ao longo de todo o comprimento (57), curvatura em forma de S (21), formação de cristas e espinhos (31), subluxação da parte anterior cartilagem quadrangular (43). Frequentemente, havia uma combinação de diferentes tipos de deformação do septo nasal. Em 63 casos, o desvio do septo nasal ocorreu em ambos os gémeos. Destes, 29 eram idênticos, 27 eram fraternos e 7 eram gémeos múltiplos.

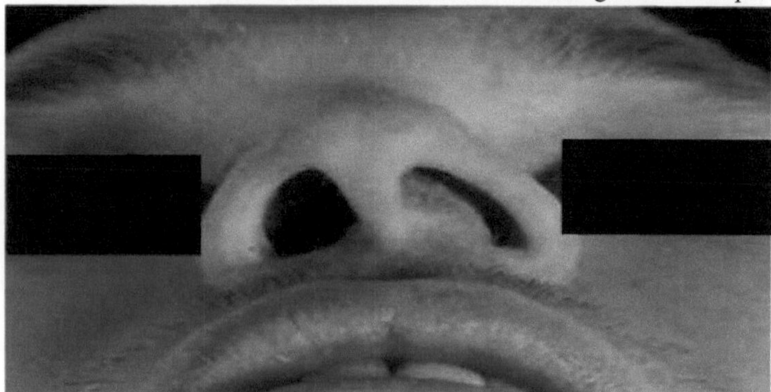

Pic. 3.8. Desvio do septo nasal. Paciente A.R., 15 anos de idade

Um pólipo hemorrágico foi encontrado apenas em 8 pacientes de períodos de idade mais avançada (segunda infância, adolescentes) do grupo principal. Em todos os casos, estava localizado unilateralmente, na parte inferior anterior da parte cartilaginosa do septo nasal na zona de Kisselbach. O tamanho variou de 5 a 15 mm (9,3 ± 0,28 mm). A hemorragia foi observada apenas com impacto mecânico. Um casal com um pólipo do septo nasal teve hemorragia profusa em todas as ocasiões e desenvolveu anemia por deficiência de ferro.

Foi detectada atresia das coanas em 4 doentes. Em todos os casos, havia atresia completa de ambas as coanas. Num caso, apresentava-se sob a forma de uma membrana óssea e em

em três casos, tratava-se de uma membrana membranosa. Todos os doentes durante o período neonatal foram submetidos a tratamento cirúrgico por razões de saúde.
Em 91,2% dos doentes, a rinite catarral crónica teve um curso ondulante, alternando períodos de remissão e exacerbação. A exacerbação da doença ocorre frequentemente no contexto de uma recaída da sinusite crónica. Em 8,8%, as doenças clínicas estavam presentes durante todo o ano.
A rinite crónica hipertrófica ocorreu principalmente em doentes mais velhos. Em 100% dos casos, os tecidos moles dos cornetos inferiores e, em alguns casos, dos cornetos médios sofreram alterações hipertróficas. Estas manifestaram-se sob a forma de inflamação difusa ou limitada dos tecidos das conchas inferior (100%) e média (40,5%). A hipertrofia difusa foi observada em 24,3%, limitada - em 75,7%. Esta última foi localizada em 13,5% na parte anterior, 36,5% em média e 50% na parte posterior das conchas nasais. Nos pacientes examinados, foram identificadas formas de hipertrofia cavernosa (8,1%), fibrosa (21,6%), papilar (18,9%), edematosa ou poliposa (31,1%) e mista (21,6%).
A rinite atrófica crónica era também mais comum em doentes mais velhos. Manifestou-se sob a forma de inflamação difusa ou limitada da mucosa nasal, principalmente no septo nasal. A atrofia difusa foi observada em 46,2% dos casos e a atrofia limitada em 53,8%. Esta última localizou-se em 88,1% dos casos na parte anterior, em 11,9% - na secção média dos cornetos nasais.
A rinite vasomotora era mais frequente nos doentes mais velhos e predominavam as raparigas (68,3%). A rinite estava frequentemente associada a patologias dos seios paranasais, curvatura do septo nasal (sobretudo na presença de uma crista e de uma espinha), anomalias do desenvolvimento das estruturas nasais (concha bolhosa, hipertrofia do processo uncinado, etc.).
A rinite alérgica foi identificada em doentes de todas as faixas etárias, com um aumento da incidência nas faixas etárias mais avançadas. A proporção entre rapazes (116) e raparigas (123) foi de 1:1.1. Todos os doentes foram consultados por um alergologista. Com base numa recolha exaustiva de queixas, história da doença e de vida, exames clínico-alergológicos e laboratoriais (análise geral do sangue, determinação de eosinófilos nas secreções nasais), foram determinadas as formas clínicas da doença.
A forma sazonal da rinite alérgica foi estabelecida em 137 (57,3%) pacientes, a forma durante todo o ano em 102 (42,7%) pacientes, a proporção entre elas é a seguinte 1.36:1. As exacerbações da rinite alérgica sazonal foram observadas de março a junho, bem como de agosto a novembro. A este respeito, durante este período, registou-se um aumento dos pedidos de ajuda médica por parte dos doentes. Relativamente à forma de rinite alérgica durante todo o ano, não foram observadas flutuações estatisticamente significativas nas taxas de encaminhamento dos doentes.
Tendo em conta a evolução clínica, os doentes foram distribuídos da seguinte forma: forma ligeira - em 48 (20,1%), forma moderada - em 141 (59%), grave - em 50 (20,9%). Como se pode ver nos dados, a forma moderada da doença predominou.
No sangue periférico de 192 (80,3%) doentes, foi detectada eosinofilia no intervalo de

7-12% (valor médio de 9,2±0,2). As alterações no número de eosinófilos no sangue e nas secreções nasais foram mais pronunciadas em doentes com formas graves e moderadas de ambas as formas da doença.

A sicose do vestíbulo nasal ocorre em adolescentes e manifesta-se por uma irritação constante da pele e da membrana mucosa no vestíbulo da cavidade nasal (Figura 3.9).

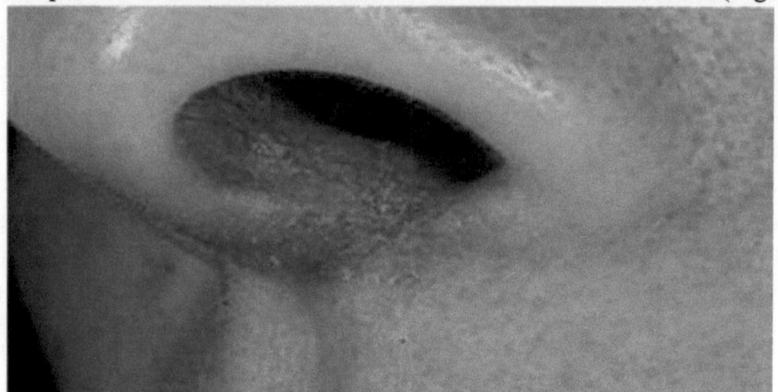

Pic. 3.9. Sicose do vestíbulo nasal. Paciente P.K., 14 anos de idade.

Os pólipos nasais foram encontrados em pacientes mais velhos. Os pólipos eram bilaterais em 6 casos e unilaterais em 3 casos. Em todos os 8 casos, eles se originaram das células do labirinto etmoidal e, em 1 caso, do seio maxilar direito, quando o pólipo cobriu completamente a coana direita e se projetou para a nasofaringe. Todos os doentes com pólipos nasais foram também diagnosticados com rinite alérgica. Por conseguinte, o exame histológico identificou uma variante morfológica zosinofílica do pólipo em todos os casos.

Apenas 12 pacientes do grupo principal foram diagnosticados com rinolite, e em 4 casos (66,7), ambos os gémeos a tinham. Isto sugere um risco elevado de desenvolvimento desta patologia entre gémeos. Em 5 doentes a rinolite localizava-se na metade direita e em 7 doentes na metade esquerda da cavidade nasal. A duração da doença foi estabelecida em 10 pacientes e variou entre 2 e 4 anos (valor médio de 3,1±0,1).

O osteoma do seio frontal foi diagnosticado em 2 casos e manifestou-se por dor dolorosa periódica na projeção do seio. Em ambos os casos, localizava-se no lado direito da parede anterior do seio e não cobria a anastomose natural.

A rinossinusite aguda foi examinada em 173 pacientes. A sua distribuição por idade foi relativamente uniforme em comparação com outras doenças nasais. As tabelas 3.13 e 3.14 fornecem informações sobre os doentes com sinusite aguda.

Quadro 3.13

Distribuição dos doentes com rinossinusite aguda com base na idade

Unidade nosológica	Períodos de idade						TOTA L
	1-7 dias recém-nascido ns	7 dias - 1 ano bebés	1-3 anos de idade da primeira	4-7 anos primeiro filho	8-12 anos segundo filhoho	13-16 anos de idade adolescentes	

			infância		od		
Sinusite maxilar aguda	-	-	-	2/1	7/3	13/6	32
Etmoidite aguda	-	-	-	3/2	8/4	11/7	35
Sinusite frontal aguda	-	-	-	-	2/1	4/2	9
Sinusite maxilar aguda e etmoidite	-	-	-	3/1	11/7	14/7	43
Sinusite maxilar aguda e sinusite frontal	-	-	-	-	3/2	10/3	18
Etmoidite aguda e sinusite frontal	-	-	-	-	5/2	9/5	21
Hemisinusite aguda	-	-	-	-	-	5	5
polissinusite aguda	-	-	-	-	1/1	3/1	6
Pansinusite aguda	-	-	-	-	1/0	2/1	4
TOTAL	-	-	-	12	58	103	173

Nota: monozigóticos/bizigóticos/multizigomáticos/totais

Quadro 3.14

Distribuição dos doentes com rinossinusite aguda tendo em conta a evolução clínica

Unidade nosológica	Af	sic afetado	e	Natureza do exsudado		
	correto	esquerda	ambos	catarral	purulento	misto
Sinusite maxilar aguda	14/5	7/3	4/2	10/3	9/2	5/3
Etmoidite aguda	14/2	8/2	5/2	8/4	13/5	3/2
Sinusite frontal aguda	4/1	2/1	1/0	2/1	3/1	2/0
Sinusite maxilar aguda e etmoidite	12/6	9/6	7/3	9/5	11/5	10/3
Sinusite maxilar aguda e sinusite frontal	4/2	5/2	4/1	3/1	5/3	4/2
Etmoidite aguda e sinusite frontal	6/3	5/2	4/1	3/2	7/3	4/2
Hemisinusite	-	-	-	2/1	4/1	2/0

aguda						
Polissinusite aguda	-	-	-	2/0	2/1	1/0
Pansinusite aguda	-	-	-	1/0	2/0	1/0
TOTAL	70	54	46	57	77	44

Nota: monozigóticos/bizigóticos/multizigomáticos/totais

Os doentes com rinossinusite crónica constituíam o maior grupo entre as pessoas com patologia do nariz e dos SPN. A sua distribuição por idade também era relativamente uniforme. As Tabelas 3.15 - 3.17 fornecem informações sobre os doentes com sinusite crónica.

Quadro 3.15

Distribuição dos doentes com rinossinusite crónica com base na idade

Unidade nosológica	Períodos de idade						TOTAL
	1-7 dias recém-nascidons	7 dias - 1 ano bebés	1-3 anos de idade childhood	4-7 anos primeiro childhood	8-12 anos segundo filhohood	13-16 anos de idade adolescentes	
Sinusite maxilar crónica	-	-	-	2/1	4/2	6/3	18
Etmoidite crónica	-	1/0	2/0	2/1	6/3	8/4	27
Sinusite frontal crónica	-	-	-	-	2/1	5/1	9
Esfnoidite crónica	-	-	-	-	2/0	2/1	5
Sinusite maxilar crónica e etmoidite	-	-	2/1	4/1	4/2	7/3	24
Sinusite maxilar crónica e sinusite frontal	-	-	-	-	2/0	4/2	8
Etmoidite crónica e sinusite frontal	-	-	-	-	2/1	5/2	10
Hemisinusite crónica	-	-	-	-	-	2/1	3
Polissinusite crónica	-	-	-	-	1/0	2/1	4
Pansinusite crónica	-	-	-	-	1/0	1/1	3

TOTAL		1	5	11	33	61	111

Nota: monozigóticos/bizigóticos/multizigomáticos/totais

Quadro 3.16

Distribuição dos doentes com rinossinusite crónica, tendo em conta a natureza do exsudado

Unidade nosológica	Natureza do exsudado					
	catarral	purul ent	parietal - hiperplásico	polipose	cística	misto
Sinusite maxilar crónica	3/1	3/2	4/2	1/0	1/0	1/0
Etmoidite crónica	3/2	4/3	7/2	2/1	2/0	1/0
Sinusite frontal crónica	1/0	2/1	3/1	-	-	-
Esfnoidite crónica	1/0	2/0	1/0	-	-	-
Sinusite maxilar crónica e etmoidite	4/3	4/2	6/3	1/0	1/0	1/0
Sinusite maxilar crónica e sinusite frontal	2/1	1/1	2/1	-	-	-
Etmoidite crónica e sinusite frontal	2/1	2/0	4/1	-	-	-
Hemisinusite crónica	1/0	2/0	1/0	-	-	-
Polissinusite crónica	2/0	1/0	1/0	-	-	-
Pansinusite crónica	1/0	1/0	1/0	-	-	-
TOTAL	30	30	40	5	4	2

Nota: monozigóticos/bizigóticos/multizigomáticos/totais

Quadro 3.17

Distribuição dos doentes com rinossinusite crónica tendo em conta a curso clínico

Unidade nosológica	Lado afetado			Por origem		
	correto	esquerda	ambos	rino-génico	odontogénico ic	traumático
Sinusite maxilar crónica	3/2	4/1	5/2	-	1/0	-
Etmoidite crónica	7/2	8/3	5/2	-	-	-
Sinusite frontal	2/1	3/2	1/2	-	-	-

crónica						
Esfnoidite crónica	1/1	2/0	1/0	-	-	-
Sinusite maxilar crónica e etmoidite	6/2	7/1	4/1	-	1/1	-
Sinusite maxilar crónica e sinusite frontal	2/1	1/1	2/1	-	-	-
Etmoidite crónica e sinusite frontal	3/1	2/1	2/1	-	-	-
Hemisinusite crónica	1/1	1/1	1/1	-	-	-
Polissinusite crónica	1/1	1/1	1/1	-	-	-
Pansinusite crónica	1/1	1/1	1/1	-	-	-
TOTAL	27/13	30/12	23/12	-	/3	-

Nota: grupo principal/grupo de comparação.

Nos doentes com patologia do nariz e seios paranasais de ambos os grupos, os resultados dos métodos de investigação radiológica revelaram alterações caraterísticas de cada nosologia. Não foram observadas caraterísticas distintivas nas manifestações dos métodos de investigação radiológica (radiografia do nariz e dos SPN, TCMS do nariz e dos SPN, RMN do cérebro) entre gémeos e não gémeos.

A Tabela 3.18 apresenta os resultados dos métodos funcionais para o estudo do nariz nos pacientes examinados.

Nos doentes com patologia do nariz e seios paranasais de ambos os grupos, os resultados dos métodos de investigação funcional revelaram alterações caraterísticas de cada nosologia. Não foram observados traços distintivos nas suas manifestações entre gémeos e não-gémeos.

Quadro 3.18

Resultados do estudo das funções nasais nos doentes examinados em números absolutos

Índice	1	2	3	4	5	6	7	8	9	1 0	1 1	12	1 3	1 4	1 5	16	17	18
Função respiratória - passagem nasal normal - obstrução nasal moderada - obstrução nasal grave		12 /2	1 6 / 3	21 /6	10 5/	4 / 1		15 8/	39 /9	3 3	2 9	17 4/	3 / 1	5 /-	6 /-	10 2/	182 /29	1/ 1
obstrução	7				28		4	13		/	/	35				18		

	/-						/-			7	6							
Função olfactiva - não violada - 1 grau - II grau - III grau		21/3	9/2	10/3	61/7	2/-		32/11	21/5	29/6	24/5	37/21	2/-	2/-	3/-	41/7	35/17	1/-
Função de transporte - não violada - 1 grau - II grau - III grau		11/2	8/1	10/5	21/4	2/-		26/7	14/5	16/8	10/4	28/7	1/-	2/-	3/-	30/5	42/15	

Nota	
1	Anomalia congénita do nariz externo7/-
2	Deformação do nariz externo 44/7
3	Furúnculo nasal 33/6
4	Rinite aguda 41/14
5	Desvio do septo nasal 187/39
6	Pólipo do septo nasal com hemorragia 8/1
7	Atresia das coanas 4/-
8	Rinite catarral crónica 216/31
9	Rinite crónica hipertrófica 74/19
10	Rinite atrófica crónica 78/21
11	Rinite vasomotora 63/15
12	Rinite alérgica 239/63
13	Sicoses do vestíbulo nasal 6/1
14	Pólipo nasal 9/-
15	Rinolit12/-
16	Rinossinusite aguda173/30
17	Rinossinusite crónica259/61
18	Osteoma do seio frontal 2/1

3.3. Aspectos clínicos, radiológicos e laboratoriais da evolução das doenças da faringe e da laringe em crianças gémeas.

O desenvolvimento incluiu 272 pacientes com patologia faríngea, dos quais: 193 no grupo principal e 79 no grupo de comparação. A distribuição dos pacientes por idade, género e tipo de relação é apresentada na Tabela 3.19.

Quadro 3.19

Distribuição dos doentes com doenças da faringe

por idade, género e tipo de relação

Sinal	Períodos de idade						TOTAL
	1-7 dias novatos órdãos	7 dias - 1 ano bebés	1-3 anos primeira infância	4-7 anos primeira infância	8-12 anos segundo infância	Adolescentes de 13-16 anos	
Grupo principal n=193	-	1	57	77	30	28	193
Rapazes	-	1	27	41	15	17	101
Raparigas	-		30	36	15	11	92
Ovo simples	-	1	27	41	17	11	97
Bi-ovo	-	-	30	34	11	10	85
Multi-ovos	-	-	-	2	2	7	11
Grupo de comparação n=79	-	-	20	34	14	11	79
Rapazes	-	-	11	19	8	6	44
Raparigas	-	-	9	15	6	5	35
TOTAL	-	1	77	111	44	39	272

A Tabela 3.20 mostra a distribuição dos pacientes tendo em conta a unidades da faringe.

Quadro 3.20

Distribuição dos doentes tendo em conta as unidades nosológicas da faringe

Tipo de patologia	Períodos de idade						TOTAL
	1-7 dias recém-nascido ns	7 dias - 1 ano bebés	1-3 anos mais cedo criança	4-7 anos primeiro filho	8-12 anos segundo filhoho od	13-16 anos de idade adolescentes	
Adenoidite aguda	-	7/3	14/4	18/8	7/2	1/-	47/17
Faringite aguda	-	5/2	13/6	16/5	45/19	40/15	119/47
Angina	-	-	11/4	26/11	34/14	29/10	100/39
Paratonsilite	-	-	-	4/1	9/3	13/5	26/9
Abcesso retrofaríngeo	-	2/1	4/1	-	-	-	6/2
Queimadura na garganta	-	-	5/1	-	-	-	5/1
Corpo estranho	-	-	-	-	1/1	1/-	2/1
Vegetações	-	3/-	24/10	43/18	18/8	6/2	94/38

adenóides							
Angiofibroma juvenil	-	-	-	-	-	4/-	4/-
da nasofaringe							
Faringite catarral crónica	-	-	4/1	13/4	34/11	39/14	90/40
Crónica faringite hipertrófica	-	-	-	-	17/7	21/10	38/17
Faringite atrófica crónica	-	-	-	-	2/-	7/2	9/2
Amigdalite crónica	-	-	-	16/8	29/15	37/16	82/39
Hipertrofia das amígdalas palatinas	-	6/2	31/13	33/16	7/2	4/-	81/33
TOTAL	-	23/8	106/40	169/71	203/82	202/74	703/ 275

Nota: grupo principal/grupo de comparação.

No grupo principal, 21 doentes tinham apenas uma, 71 - duas e 101 - três ou mais doenças da faringe, ou seja, foi identificado um total de 701 doenças. No grupo de comparação - 9, 21, 49, respetivamente, com um número total de doenças identificadas de 275.

Nos doentes dos grupos comparados, não foram encontradas diferenças em relação aos factores causais, caraterísticas da evolução clínica ou alterações nos testes funcionais e laboratoriais entre os grupos comparados. Neste sentido, apresentamos apenas o resultado da análise das unidades nosológicas individuais dos doentes do grupo principal.

A adenoidite aguda ocorreu em doentes durante a primeira e a primeira infância. Todos eles apresentavam uma combinação de manifestações locais (congestão nasal, drenagem de exsudado da nasofaringe, dor) e gerais (dor de cabeça, aumento da temperatura corporal entre 38-400C, fraqueza geral, etc.) da doença.

A faringite aguda ocorreu em doentes de idades mais avançadas (segunda infância e adolescência) e manifestou-se neles principalmente por sintomas locais, bem como em 34% dos casos por febre baixa e manifestações moderadas de mal-estar geral. Todos os doentes na infância, na primeira infância e em parte da primeira infância apresentavam manifestações de intoxicação geral do organismo (aumento da temperatura corporal na ordem dos 38-400C, fraqueza geral, etc.).

A angina ocorreu em 63% dos doentes mais velhos. A Figura 3.9 mostra a distribuição dos doentes tendo em conta a forma clínica da angina.

Como se pode ver na figura, a forma mais comum de angina foi a folicular.

29% apresentavam a mesma combinação de formas clínicas de angina em ambos os lados. Em 1% dos doentes, foi detectada uma lesão unilateral da amígdala palatina sob

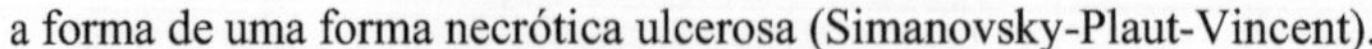
a forma de uma forma necrótica ulcerosa (Simanovsky-Plaut-Vincent).

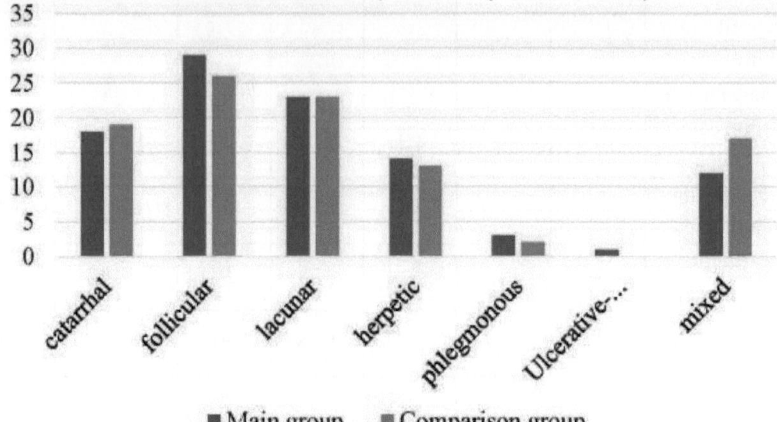

Pic. 3.9. Distribuição dos doentes tendo em conta a forma clínica da angina em percentagem

A peritonsilite também ocorreu em grupos etários mais velhos. Em todos os doentes era unilateral e em 18 (69,2%) casos manifestou-se sob a forma de abcesso peritonsilar. De acordo com a localização do processo, a distribuição foi a seguinte: ântero-superior - 22, posterior - 3, lateral - 1. Em 34,6% dos casos, a paratonsilite estava associada a amigdalite. Todos os doentes apresentavam manifestações de intoxicação geral do organismo (aumento da temperatura corporal na ordem dos 38400C, fraqueza geral, etc.).

O abcesso retrofaríngeo foi diagnosticado nos períodos etários da infância (2) e da primeira infância (4). Todos os doentes tiveram uma evolução grave com manifestações pronunciadas de todas as manifestações locais e gerais da doença.

As queimaduras da faringe ocorreram apenas em doentes da primeira infância e o fator etiológico foi a ingestão de água a ferver. Em todos os doentes, a orofaringe e a laringofaringe foram afectadas. Em 2 casos, foram combinadas com lesões na laringe e a presença de sintomas de estenose aguda da laringe.

Registaram-se casos isolados de um corpo estranho (espinha de peixe) em doentes mais velhos,
que se localizavam na espessura das amígdalas palatinas. A duração dos
A duração da doença foi de 1-2 dias.

As vegetações adenóides ocorrem em diversas variações, que são apresentadas tendo em conta os períodos de idade na Figura 3.10.

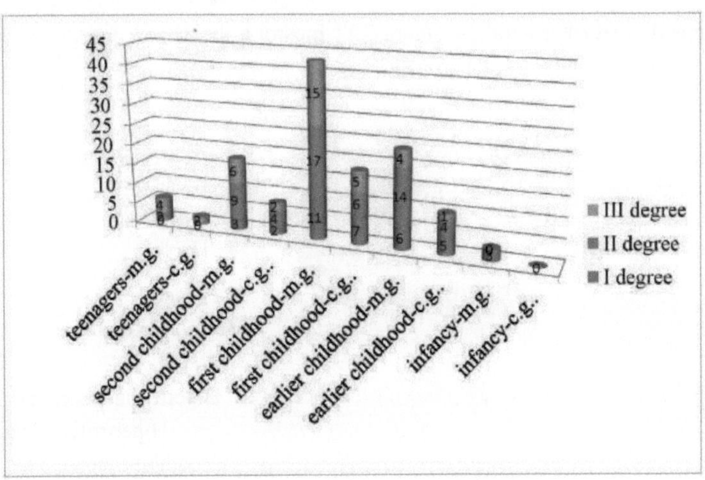

Nota. g.m. - grupo principal, g.c. - grupo de comparação

Pic. 3.10. Ocorrência de vários graus de vegetações adenóides em relação a períodos de idade em números absolutos

Como se pode ver na figura, o segundo grau (55-58,5%) foi o mais comum, seguido do terceiro grau (33-35,1%) e do primeiro grau (88-6,4%). Mais frequentemente, as manifestações mais pronunciadas da doença (segundo e terceiro graus) ocorreram nos períodos etários da primeira e segunda infância. Nessa altura, durante a infância e a adolescência, o primeiro grau de vegetações adenóides foi mais frequentemente identificado. Em 54 doentes com vegetações adenóides, ocorreu adenoidite frequente (duas a três vezes por ano). Esta combinação ocorreu em 79,6% dos doentes durante períodos como a infância, o início e a primeira infância.

Em 12 casos, as vegetações adenóides foram detectadas em apenas um dos gémeos e em 82 casos em gémeos ou trigémeos. Destes, em 38 (46,3%) foram encontradas adenóides em pares monozigóticos, 26 (31,7%) em pares dizigóticos e em 18 (22%) em pares multizigóticos. As vegetações adenóides foram identificadas separadamente num dos gémeos: em 9 casos eram dizigóticos e em 3 casos eram pares multiozigóticos.

O angiofibroma juvenil da nasofaringe foi diagnosticado em dois casos. Tratava-se de quatro gémeos idênticos (adolescentes do sexo masculino). Todos os doentes foram submetidos a TCMS do SNP e a RMN do cérebro; o tumor foi identificado por exame morfológico pré-operatório da amostra de biopsia. De acordo com a classificação de V.S. Pogosov, num dos casos foram estabelecidos o primeiro e o segundo graus de disseminação do tumor.

As três formas de faringite crónica ocorreram em 63,5% dos casos durante o período de remissão da doença. Em 36,5% dos casos, durante o tratamento inicial, houve uma exacerbação da doença. Nos doentes, a verificação final da doença foi efectuada após a obtenção de um período de remissão da doença. A doença manifestou-se sobretudo com sintomas locais e apenas em 21,9% dos casos com febre baixa e manifestações moderadas de mal-estar geral. A Figura 3.11 mostra a incidência das várias variantes clínicas da faringite hipertrófica crónica.

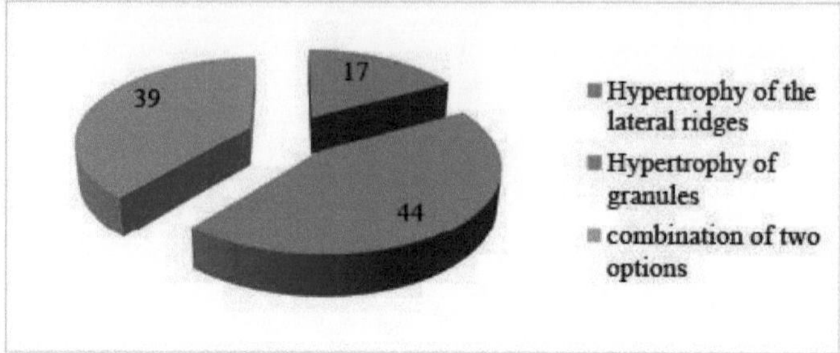

Hipertrofia das cristas laterais
Hipertrofia dos grânulos
combinação de duas opções

Pic. 3.11. Ocorrência de várias variantes clínicas da faringite hipertrófica crónica

A hipertrofia das amígdalas palatinas na maioria dos doentes manifestou-se no primeiro grau, depois no segundo e raramente no terceiro grau (Figura 3.12).

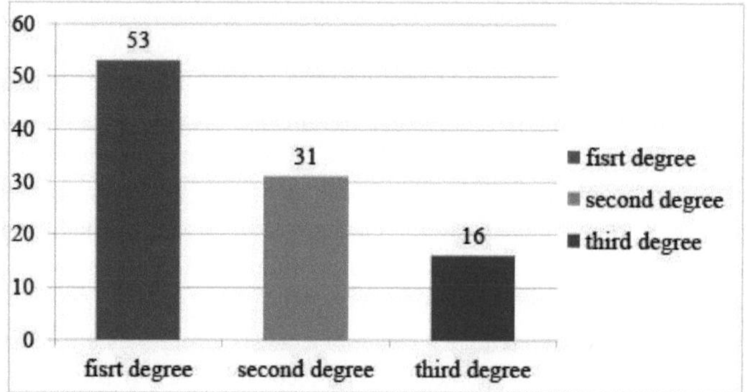

Pic. 3.12. Ocorrência de vários graus de hipertrofia das amígdalas palatinas em percentagem

A amigdalite crónica foi identificada em doentes de três grupos etários. A ocorrência de várias formas de amigdalite crónica, tendo em conta os períodos de idade, é apresentada na Figura 3.13.

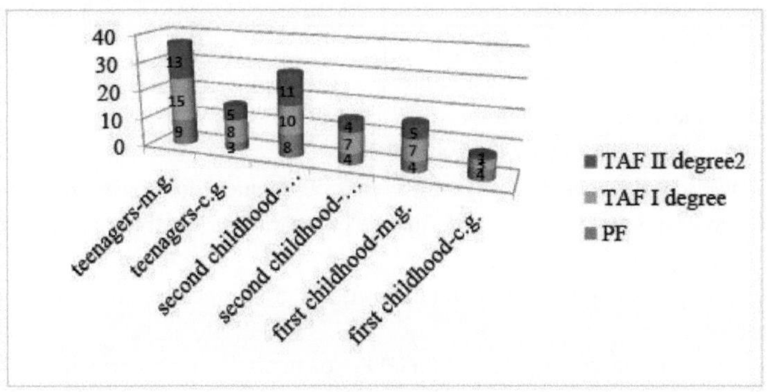

Nota. g.o. - grupo principal, g.s. - grupo de comparação

Pic. 3.13. Ocorrência de várias formas de amigdalite crónica em relação à idade

períodos em números absolutos

Como se pode ver no quadro, a forma tóxico-alérgica de segundo grau é mais frequentemente identificada durante a segunda infância e depois nos adolescentes.

Em 12 doentes com a forma tóxico-alérgica de segundo grau, foram identificadas doenças associadas comuns (reumatismo, glomerulonefrite, coreia ligeira, etc.). Em 9 casos, a paratonsilite foi previamente registada, dos quais 6 - uma vez, 3 - duas ou mais vezes. Todos os 24 doentes com a forma tóxico-alérgica de segundo grau não obtiveram qualquer efeito da terapia conservadora. Em 78 casos, a amigdalite crónica foi combinada com várias formas de faringite crónica, 36 com hipertrofia das amígdalas palatinas e 42 com vegetações adenóides (Tabela 3.21).

A amigdalite crónica em todos os casos foi detectada em todos os gémeos, dos quais: 38 (46,3%) ocorreram em gémeos idênticos, 26 (31,7%) em gémeos fraternos e 18 (22%) em pares multizigóticos.

Quadro 3.21

Combinação de amigdalite crónica com faringite crónica, hipertrofia das amígdalas palatinas e vegetações adenóides

	Amigdalite crónica			
	Simples	TAF I	TAF II	Total
	forma			
Faringite catarral crónica	22/13	2/1	-	38
Faringite hipertrófica crónica	13/5	6/2	-	26
Faringite atrófica crónica	9/5	-	-	14
Hipertrofia de primeiro grau das amígdalas palatinas	11/3	-	-	14
Hipertrofia das amígdalas palatinas de segundo grau	-	7/2	-	9
Hipertrofia das amígdalas palatinas de	-	-	9/4	13

terceiro grau				
Vegetações adenóides de primeiro grau	9/3	-	-	12
Vegetações adenóides de segundo grau	13/4	-	-	17
Vegetações adenóides de terceiro grau	10/3	-	-	13

Nota: grupo principal/grupo de comparação.

Foram detectadas doenças da laringe em apenas 50 doentes, dos quais: 38 pacientes do grupo principal e 12 do grupo de comparação. A estrutura das doenças da laringe era a seguinte

- laringite subglótica - 6 no total, dos quais: 5 - grupo principal e 1 - grupo de comparação;
- laringite catarral aguda - 10 no total, dos quais: 7 - grupo principal e 3 - grupo de comparação;
- laringotraqueíte estenosante aguda - 14 no total, dos quais: 10 - grupo principal e 4 - grupo de comparação;
- queimadura da epiglote - 2 no total, dos quais: 2 - grupo principal e 0 - grupo de comparação;
- laringite crónica catarral - 4 no total, dos quais: 3 - grupo principal e 1 - grupo de comparação;
- laringite hipertrófica crónica - 3 no total, dos quais: 2 - grupo principal e 1 - grupo de comparação;
- laringite atrófica crónica - apenas 2, dos quais: 2 - grupo principal e 0 - grupo de comparação;
- nódulos das pregas vocais verdadeiras - 5 no total, dos quais: 4 - grupo principal e 1 - grupo de comparação;
- papilomatose laríngea - 4 no total, dos quais: 3 - grupo principal e 1 - grupo de comparação;

A distribuição dos doentes por idade, género e tipo de relação é apresentada na Tabela 3.22.

A estenose aguda da laringe foi detectada em 15 doentes, dos quais: na fase de compensação - 8, compensação incompleta - 5, descompensação - 2.

A estenose crónica da laringe ocorreu num doente com papilomatose. A alteração da voz em 2 doentes manifestou-se sob a forma de afonia, noutros casos - rouquidão. Ambos os doentes com papilomatose laríngea eram gémeos idênticos.

Quadro 3.22

Distribuição dos doentes com doenças da laringe por idade, sexo e tipo de relação

Sinal	Períodos de idade						TOTAL
	1-7 dias recém-nascidos	7 dias - 1 ano bebés	1-3 anos primeira infância	4-7 anos primeira infância	8-12 anos segundo infância	Adolescentes de 13-16 anos	
Grupo	-	2	10	11	8	7	38

principal n=38							
Rapazes	-	1	5	8	5	3	22
Raparigas	-	1	5	3	3	4	16
Ovo simples	-	2	6	7	4	5	24
Bi-ovo	-		3	3	3	2	11
Multi-ovos	-		1	1	1		3
Grupo de comparação n=20	-	1	4	4	6	5	20
Rapazes	-	1	2	3	3	2	11
Raparigas	-		2	1	3	3	9
TOTAL	-	3	14	15	14	12	58

3.4. Análise dos casos de lesões combinadas dos órgãos ORL.

No grupo principal, a combinação de patologias de vários órgãos ORL foi mais comum do que no grupo de comparação. No grupo principal de 844 pacientes, uma combinação de patologias de vários órgãos ORL foi identificada em 799 (94,5%) pacientes, e no grupo de comparação - de 276 - em 178 (64,5%).

Destes, o mais comum foi uma combinação de patologia nasal e PNS com outros órgãos ORL. No grupo principal, esta combinação foi estabelecida em 588 (73,6%) doentes, no grupo de comparação - 111 (62,4%).

A combinação de patologia do nariz e dos SPN com patologia do órgão auditivo foi detectada em 187 (31,8%) doentes do grupo principal e em 34 (30,6%) doentes do grupo de comparação.

A Tabela 3.23 apresenta dados generalizados sobre a combinação de patologias do órgão auditivo, do nariz e do sistema nervoso central.

Quadro 3.23

Combinação de patologias dos órgãos da audição, do nariz e do sistema nervoso central como percentagem

Patologia do nariz e do sistema nervoso central	Patologia do órgão auditivo	
	Aguda	Crónica
Patologia nasal aguda	9/9	3/3
Patologia aguda do SNP	7/6	-/1
Patologia nasal aguda e PNS	13/13	4/4
Patologia aguda do nariz e patologia crónica do SNP	11/10	11/13
Patologia crónica do nariz e patologia aguda do SNP	5/5	12/12
Patologia crónica do nariz e patologia crónica do SNP	4/4	21/20
TOTAL	49/47	51/53

Nota: grupo principal/grupo de comparação.

A tabela mostra claramente que, em ambos os grupos, predominou a combinação de patologia nasal crónica com patologia crónica do SNP e patologia crónica do órgão auditivo. Enquanto que a patologia auditiva aguda foi mais frequentemente encontrada com uma combinação de patologia nasal aguda e PNS.
A combinação de patologia do nariz e do SNP com patologia da faringe foi estabelecida no grupo principal em 248 (42,2%) doentes, no grupo de comparação - em 45 (40,5%).
A Tabela 3.24 apresenta dados generalizados: uma combinação de patologia do nariz e do SNP, faringe.

Quadro 3.24

Combinação de patologia do nariz e dos SPN, faringe em percentagem

Patologia do nariz e do sistema nervoso central	Patologia do órgão da faringe	
	Aguda	Crónica
Patologia nasal aguda	2/4	-/-
Patologia aguda do SNP	2/4	3/3
Patologia nasal aguda e PNS	7/9	4/4
Patologia aguda do nariz e patologia crónica do SNP	7/9	6/5
Patologia crónica do nariz e patologia aguda do SNP	6/10	19/17
Patologia crónica do nariz e patologia crónica do SNP	7/9	27/26
TOTAL	31/	59/55

Nota: grupo principal/grupo de comparação.

Como se pode ver nos dados apresentados na tabela, em ambos os grupos, a patologia crónica do nariz e a patologia crónica do SNP foram igualmente combinadas com a patologia aguda e crónica da faringe. Além disso, a patologia aguda da faringe também ocorreu frequentemente em combinação com a patologia aguda do nariz.
No grupo principal, 8 (1,4%) pacientes, no grupo de comparação - 4 (3,6%) pacientes tinham uma combinação de patologia nasal e PNS com patologia laríngea.
Em 128 pacientes do grupo principal, foi observada a presença de patologia concomitante da audição, nariz, SNP e faringe.
No grupo de comparação, apenas 19 doentes apresentavam patologia concomitante da audição, nariz, SNP e faringe.
No grupo principal, uma combinação de várias patologias dos órgãos otorrinolaringológicos sem envolvimento do nariz e dos SPN foi identificada em 211 (26,4%) dos 799 pacientes. Destes, uma combinação de patologia do órgão auditivo e da faringe estava presente em 198 (93,8%) pacientes, e a doença manifestou-se da seguinte forma:

- a patologia aguda do órgão auditivo foi mais comum com uma combinação de patologia aguda e crónica da faringe;

- A patologia crónica do órgão auditivo foi combinada principalmente com a patologia crónica da faringe (Tabela 3.25).

Quadro 3.25

Combinação de patologias do órgão da audição e da faringe em percentagem percentagem

Patologia do órgão auditivo	Patologia do órgão da faringe	
	Aguda	Crónica
Aguda	46/44	4/3
Crónica	2/3	48/50
TOTAL	48/47	52/53

Nota: grupo principal/grupo de comparação.

Não observámos uma combinação de patologia do órgão auditivo e da laringe separadamente.

A combinação de patologia da faringe com patologia da laringe foi estabelecida em 13 (6,2%) doentes no grupo principal e em 7 (10,4%) doentes no grupo de comparação.

A Tabela 3.26 apresenta dados generalizados sobre a combinação de patologia da faringe e da laringe.

Quadro 3.26

Combinação de patologias da faringe e da laringe em percentagem

Patologia da faringe	Patologia da laringe	
	Aguda	Crónica
Aguda	4/3	46/44
Crónica	48/50	2/3
TOTAL	52/53	48/47

Nota: grupo principal/grupo de comparação.

É mais frequente haver uma combinação de patologia aguda da faringe com patologia aguda da laringe, bem como patologia crónica da faringe e da laringe.

Em 17 pacientes do grupo principal e em 9 pacientes do grupo de comparação, foi observada uma patologia combinada de todos os órgãos ORL.

CAPÍTULO IV

QUALIDADE DE VIDA EM CRIANÇAS SAUDÁVEIS DE GÉMEOS E GÉMEOS COM PATOLOGIA DE ÓRGÃOS ENT

O problema da saúde das crianças nascidas de gravidezes múltiplas continua a ser relevante desde as primeiras investigações neste domínio. [Ao avaliar o grau de maturidade e o termo dos gémeos, o seu pequeno peso não deve ser um fator determinante. Os parâmetros do desenvolvimento físico dos recém-nascidos com gravidez múltipla diferem significativamente (especialmente após 33-35 semanas de gestação) de indicadores semelhantes em crianças de uma gravidez única. O rácio entre o peso corporal de um recém-nascido e o seu comprimento indica, até certo ponto, a sua maturidade. No entanto, as crianças de gravidezes múltiplas desenvolvem-se em condições significativamente diferentes das de gravidezes únicas e não podem ser avaliadas utilizando os mesmos parâmetros. Ao mesmo tempo, não existem tabelas de pontuação para fetos gémeos. Estes são avaliados no período pré-natal e à nascença utilizando tabelas desenvolvidas para gravidezes únicas. A tática ideal para a gestão do período neonatal em cada caso específico deve ser realizada como uma avaliação do grau de conformidade do desenvolvimento físico e da maturidade dos gémeos recém-nascidos com a idade gestacional [29, p. 16;].

Apesar do grande interesse no desenvolvimento dos gémeos, todos os estudos realizados são dedicados aos problemas dos nascimentos múltiplos, que são principalmente de natureza diagnóstica clínica. Na literatura moderna, não há informações completas sobre as caraterísticas anatómicas dos gémeos ao nascimento e nas fases da ontogénese perinatal, embora seja nesta fase que se estabelecem as bases morfológicas para o seu desenvolvimento posterior [3, p. 17;]

As fontes contêm dados extremamente raros sobre o estudo dos gémeos no aspeto da patologia otorrinolaringológica. A gravidez múltipla deixa uma marca desfavorável no desenvolvimento da criança: daí várias anomalias e malformações em crianças de famílias de gémeos, que são mais comuns do que na população em geral.

O diagnóstico da gravidez múltipla antes da introdução dos métodos de exame ultrassonográfico (US) baseava-se em dados anamnésticos e no quadro clínico, o que causava algumas dificuldades. Muitas vezes, o diagnóstico era feito tardiamente na gravidez ou durante o parto. A introdução da ecografia na prática obstétrica alterou radicalmente as capacidades de diagnóstico: a ecografia é o único método real, altamente informativo e não invasivo para o diagnóstico de gravidezes múltiplas. Em 99,3 - 100% dos casos, a ecografia permite estabelecer a gravidez múltipla a partir das 5 - 6 semanas de gravidez. Através da ecografia, a natureza do desenvolvimento fetal é determinada por indicadores biométricos, a sua posição, o número de placentas (tipo de placentação mono ou dicoriónica) e de cavidades amnióticas (gémeos mono ou diamnióticos), a localização e a estrutura das placentas, o volume de líquido amniótico, a presença de malformações congénitas e a morte pré-natal do feto/fetos [85, p.5-10].

As capacidades reparadoras de uma criança na ontogénese pós-natal precoce são elevadas, mas muitos processos patológicos nos recém-nascidos deixam uma marca profunda e manifestam-se mais tarde na vida, levando a desproporções de crescimento, sendo a base para a formação de patologia crónica quando a criança se torna adulta [109, p. 58-62;].

Até à data, as questões da adaptação precoce das crianças nascidas de gravidezes múltiplas continuam a ser insuficientemente estudadas. Não existe informação real suficiente sobre as caraterísticas do seu desenvolvimento físico e psicomotor, bem como sobre a adaptação social [87, p.149;]

As crianças de gravidezes múltiplas com atraso de crescimento intrauterino têm maior probabilidade do que as crianças de gravidezes únicas com atraso de crescimento intrauterino de nascerem prematuras por cesariana, com um défice de peso significativo, que aumenta à medida que a gestação aumenta. No período neonatal precoce, estas crianças têm mais frequentemente isquemia cerebral, hemorragia intraventricular e distúrbios respiratórios e requerem transferência para unidades de cuidados intensivos, mas as perdas perinatais em gémeos e filhos únicos com atraso de crescimento intrauterino não diferem significativamente [87, p.149].

Fontes médicas referem que os recém-nascidos com RCIU têm um risco acrescido de hipoglicemia, hipotermia, aumento da coagulação sanguínea, hiperbilirrubinemia, hipotensão, enterocolite necrosante e síndrome de dificuldade respiratória.

No entanto, os progressos no domínio da perinatologia e da neonatologia conduziram atualmente a uma maior sobrevivência dos bebés prematuros com RCIU. A investigação mostra que as crianças nascidas com RCIU têm problemas não só de saúde, mas também de natureza social: trata-se de dificuldades de aprendizagem e de cognição, de comunicação com os outros. Estas crianças caracterizam-se por vezes por instabilidade de humor e diminuição da atenção durante a adolescência. Na escola, as crianças nascidas com RCIU têm um baixo desempenho académico: isto deve-se ao aumento gradual dos requisitos dos programas educativos, para cujo domínio bem sucedido as crianças com RCIU, em comparação com as outras crianças, necessitam de mais tempo de treino e da utilização de técnicas especiais. O diagnóstico atempado da deficiência auditiva e a subsequente reabilitação contribuem não só para a rápida formação da fala e, consequentemente, para o desenvolvimento da fala oral, da atenção e do pensamento (incluindo o pensamento abstrato), mas também para a adaptação social. Neste sentido, as crianças com RCIU requerem não só a supervisão de especialistas como o pediatra e o neurologista, mas também a observação dinâmica de um otorrinolaringologista-audiólogo [52, p. 106; 256, p.148;].

De acordo com Pivnev M.D., a incidência da cavidade nasal e dos seios paranasais nos grupos de estudo foi semelhante, com exceção da prevalência de rinite alérgica [71, p.20Para tomar medidas de prevenção da patologia otorrinolaringológica, melhorar os cuidados médicos dos pacientes, os médicos especialistas e os organizadores dos cuidados de saúde precisam de ter informações sobre a prevalência das doenças do ouvido, nariz e garganta, bem como sobre o grau e a natureza da influência de vários factores médicos e sociais na ocorrência, recorrência e cronicidade desta patologia nas crianças.

A qualidade da saúde da população é indicada por indicadores de morbilidade: o estudo da morbilidade apenas pelo número de consultas não reflecte a imagem real, porque a apetência depende da disponibilidade de cuidados médicos, da literacia em saúde, da atividade médica da população e de outros factores. Por conseguinte, a verdadeira imagem da prevalência das doenças crónicas só é visível a partir dos resultados dos exames médicos [6, p.16;].

Na medicina mundial, presta-se cada vez mais atenção ao estudo da qualidade de vida (QV). Este facto é comprovado pelo aumento anual do número de estudos sobre este tema. O desenvolvimento do critério QOL permitiu ter em conta a opinião subjectiva de uma pessoa sobre o seu bem-estar (físico, mental, emocional, etc.). Os peritos de diferentes países são unânimes em considerar que o indicador QOL é um critério fiável para avaliar a saúde de uma criança e a eficácia das tecnologias médicas utilizadas. A avaliação da qualidade de vida é um método bastante sensível e informativo, que os métodos puramente clínicos não permitem. A Organização Mundial de Saúde (OMS) chama a atenção para o desenvolvimento da ciência sobre a qualidade de vida como um instrumento importante na tomada de decisões sobre métodos de tratamento, prevenção de doenças, investigação científica e formação de pessoal médico [106, p. 305-309;].

A QV não é idêntica ao conceito de "nível de vida", incluindo as suas definições mais refinadas, em particular, o nível de vida como indicador de bem-estar económico é apenas um dos vários critérios de QV [32, pp. 7-12].

O estudo da QdV, inicialmente rejeitado no mundo industrial moderno pela sua imprecisão e falta de conteúdo real, exige agora um estudo ativo, sem o qual qualquer investigação destinada a satisfazer as necessidades humanas está condenada ao fracasso [40, pp. 246-25; 44, pp. 3-12].

O conceito de "qualidade de vida" inclui: o bem-estar psicológico, social, físico e espiritual de uma pessoa [24, pp. 4-8]. O principal fator de QdV é a saúde [66, pp. 5-8; 118, pp. 15-18].

Com base no nível de qualidade de vida, são comparados os resultados da utilização de diferentes abordagens no tratamento de uma patologia, por exemplo, a terapia conservadora e a intervenção cirúrgica [82, pp. 12-19; 149, pp. 717-720; 152, pp. 109-116]

A QdV é amplamente utilizada como indicador subjetivo na avaliação dos resultados do tratamento de doenças crónicas [82, p. 12-19; 129, p. 19-27; 152, p. 109-116]. Mesmo nos casos em que são utilizados métodos de tratamento cirúrgico, um parâmetro importante para a eficácia do tratamento continua a ser a avaliação do próprio doente sobre o conforto da sua condição. Com base neste facto, a QdV torna-se um dos principais critérios para o sucesso do tratamento [83, p. 19-23; 152, p. 109-116; 175, p.607-617].

Foram criados critérios para determinar a qualidade de vida de pacientes com problemas da cavidade nasal e síndroma respiratório agudo (rinite e sinusite), foram traduzidos para russo e adaptados como questionários especiais: Pediatric Rhinoconjunctivitis Quality of Life Questionnaire (PRQLQ) [168, p. 1569-1585].

Em otorrinolaringologia, a qualidade de vida das crianças com rinite alérgica tem sido estudada em termos de comparação da influência de cada forma sobre ela [6, p. 16; 122, pp.46-52; 141, p.290-295].

A rinite alérgica, sendo uma patologia crónica, causa algumas restrições nos aspectos físicos, psico-emocionais e sociais da vida humana [122, p. 46-52]. A rinorreia, a comichão no nariz e os espirros, a congestão nasal não passam despercebidos e, com uma evolução prolongada da doença, fazem sofrer o doente [6, p. 12-100]. Aos sintomas da doença, que agravam o mal-estar geral, junta-se um sentimento de embaraço, de constrangimento e de vergonha perante os outros pelo seu estado [175, p. 607-617]. Os doentes têm problemas com o sono: sofrem de dificuldade em adormecer, sono superficial ou insónia, ressonam devido à dificuldade em respirar pelo nariz. Os mesmos factores de respiração nasal prejudicada reduzem a qualidade de vida na rinossinusite poliposa [173, p. 15-24].

A avaliação da qualidade de vida em ensaios clínicos ajuda os médicos a identificar as vantagens ou desvantagens do medicamento ou tratamento em estudo e determina a eficácia de um novo método de tratamento.

O estudo da qualidade de vida é um instrumento simples, económico, útil e eficaz para avaliar o estado do doente antes do tratamento, durante o tratamento e no período de reabilitação após o tratamento. Este método de acompanhamento do doente é confirmado por uma vasta experiência internacional.

Neste contexto, o estudo da qualidade de vida em gémeos com doenças dos órgãos ORL é, sem dúvida, um problema urgente.

O estudo e a análise da atividade de vida dos gémeos são determinados por vários factores: o nível de rendimento familiar, a liberdade de movimentos, a qualidade ambiental e muito mais. Para caraterizar a condição dos gémeos, propõe-se a utilização do conceito de "qualidade de vida" como um indicador integral [5, p. 56-61]. É possível rastrear diferentes grupos populacionais e em diferentes regiões e monitorizar a comunidade durante o tempo necessário. O estudo da qualidade de vida dos gémeos é um método de avaliação do bem-estar social da população infantil. O indicador de qualidade de vida dos gémeos pode ser útil para avaliar a eficácia de várias abordagens de tratamento e desenvolver opções de tratamento óptimas para uma determinada doença. O estudo dos indicadores de qualidade de vida ao longo do tempo pode fornecer informações extensas para avaliar a eficácia das medidas de dispensa em pessoas com doenças crónicas. A qualidade de vida deve ser avaliada nos gémeos que recebem terapêutica medicamentosa crónica. Para avaliar o indicador da qualidade de vida, é utilizado um método de inquérito. Atualmente, um dos questionários gerais mais famosos e amplamente utilizados é o 36 - Ltem Snort-Form, Healtn Survey (SF-36), desenvolvido pelo Boston Health Institute [1, p. 15-19;]. O questionário é utilizado para comparações de grupos, que levam em conta conceitos gerais de saúde e bem-estar, ou seja, aqueles parâmetros que não são específicos de diferentes grupos etários ou nosológicos [1, p. 15-19; 108, p. 370-374;].

Na literatura de que dispomos, não foi encontrada informação sobre o estudo da qualidade de vida de gémeos com doenças ORL. A qualidade de vida dos gémeos é influenciada por muitos indicadores, entre os quais um dos mais significativos é o estado de saúde, ou seja, um fator que determina a atividade vital e as capacidades físicas de um indivíduo. Os dados científicos indicam um impacto negativo significativo no estado de saúde e, por conseguinte, na qualidade de vida, dos gémeos com doenças crónicas. Estas últimas não só limitam constantemente as capacidades físicas dos gémeos, como também têm um impacto negativo significativo na componente psicológica da saúde. As doenças mais comuns entre os gémeos são as doenças do aparelho respiratório e, em particular, a patologia dos órgãos ORL. Todos os anos, quase todas as crianças gémeas sofrem de algum tipo de patologia do ouvido, nariz e garganta, que é uma das principais causas de incapacidade física temporária. Assim, o objetivo deste capítulo é determinar a qualidade de vida dos gémeos com patologia dos órgãos ORL em tratamento ambulatório e em internamento, e avaliar este indicador em gémeos com várias doenças otorrinolaringológicas.

Vários investigadores acreditam que 20% das crianças em idade escolar têm doenças crónicas: entre elas, a maior parte são doenças otorrinolaringológicas. A análise dos dados de um exame otorrinolaringológico realizado a 443 crianças em idade escolar em Yerevan mostrou que as doenças otorrinolaringológicas crónicas foram encontradas em 53,5±2,4% das crianças em idade escolar [108, p. 370-374;].

Vários desenvolvimentos científicos indicam que, nos doentes com OSC, sintomas como a perda de audição, a otorreia, as dores de ouvido e as dores de cabeça provocam depressão, ansiedade e inadaptação social. Assim, de acordo com várias estimativas, 39 a 200 milhões de doentes com OSC têm uma perda auditiva que afecta a sua vida quotidiana. As manifestações clínicas da RSC mencionadas levam a uma diminuição da qualidade de vida dos doentes em vários domínios (físico, funcional, social, psicológico, familiar). Atualmente, o método mais relevante para determinar a qualidade de vida em otorrinolaringologia é a utilização de questionários especiais [55, p.49;].

Durante muito tempo, a atenção dos cientistas centrou-se no estudo da qualidade de vida em crianças com RSC, e o primeiro questionário cuja fiabilidade foi confirmada no estudo de RM Rosenfeld et al. [263, p.1049-1054;] foi o OM-6, que continha uma avaliação do grau de desconforto físico, perda auditiva, perturbação da fala, sofrimento emocional e preocupações dos pais relativamente à saúde das crianças com OSC. O questionário OMO-22 para avaliar os resultados do tratamento cirúrgico da otite crónica em crianças era uma versão expandida do OM-6, e foi complementado com a introdução de parâmetros individuais de variáveis específicas. O questionário COM-5 [128, p.104; 263, p.1049-1054;] também foi uma das modificações do OM-6.

Avaliar a qualidade de vida de pacientes adultos requer certamente uma abordagem e um desenvolvimento diferentes, diferentes dos utilizados na infância. Um estudo de PC Wang et al. [284, p.53-56;] dedica-se a testar o questionário CES (Chronic Ear Survey) desenvolvido em 1997 e a avaliar a sua fiabilidade, sensibilidade e validade em adultos. O CES foi utilizado em 91 pacientes com RSC em conjunto com o questionário especial HHIA (Hearing Handicap Inventory for Adults) e o questionário geral SF-36. O HHIA tem em conta a gravidade do desconforto social e emocional associado à deficiência auditiva, o questionário SF-36 é dedicado à saúde geral e está dividido em subescalas que avaliam a limitação da atividade física, a dificuldade em cuidar de si próprio e em realizar actividades de rotina, a presença e a gravidade da dor, a saúde geral, a energia, a atividade social limitada, os problemas emocionais e a saúde mental. O questionário "Resultados da Audiometria" proposto nem sempre reflecte adequadamente as nuances importantes para o doente relacionadas com o resultado do tratamento, pelo que o questionário CES foi considerado um complemento valioso e permite-nos ter em conta as queixas relacionadas com a deficiência auditiva que não podem ser registadas utilizando métodos de investigação objectivos. Também foi sugerido que essas avaliações de QV podem facilitar a seleção de pacientes para intervenção cirúrgica e servir como uma medida da eficácia do tratamento cirúrgico na melhoria da audição. Ao comparar o CES com o SF-36 no estudo de PC Wang et al. [284, p.53-56;] foi também encontrada uma correlação entre estes questionários em relação à avaliação da dor, saúde geral, limitação da atividade social e saúde mental.

Como resultado do estudo de PC Wang et al. [284, p.53-56;] o CES foi considerado um instrumento confiável e adequado para avaliar a qualidade de vida de pacientes com RSC e foi utilizado pelo grupo JB Jr. Nadol et al. [234, p. 32-35;] num estudo prospetivo longitudinal não randomizado para estudar os resultados do tratamento cirúrgico em pacientes adultos com otite média crónica em paralelo com a utilização do SF-36. Os dados do questionário CES mostraram, no mesmo grupo de pacientes, uma melhora significativa na qualidade de vida após a cirurgia, e também permitiram identificar os fatores que se associaram a uma maior evolução na qualidade de vida. É de salientar que a melhoria da qualidade de vida ao fim de 12 meses foi significativamente mais significativa do que ao fim de 6 meses, o que é importante ter em conta na avaliação dos resultados a longo prazo.

Em 2011, um grupo de cientistas JY Byun et al. adaptaram o questionário CES para pacientes coreanos e o denominaram K-CES [135, p.755-760;]. Usando esse questionário, SY Choi et al. [145, c. 845-848;] estudaram não apenas os resultados do tratamento cirúrgico (timpanoplastia com ou sem mastoidectomia) em pacientes adultos (21-67 anos), mas também os fatores que influenciam sua eficácia. Verificou-se uma melhoria significativa tanto nos resultados audiométricos como na avaliação da qualidade de vida 12 meses após a cirurgia.

O questionário CES continha perguntas sobre a frequência dos sintomas e dos problemas de saúde, mas não fornecia informações sobre a gravidade desses sintomas para o doente. A este respeito, um grupo de investigadores, I. Baumann et al. [128, p.104;], estabeleceu como objetivo o desenvolvimento e a validação (validação de verificação) de um questionário específico para a RSE, que também tem em conta a avaliação subjectiva da QV pelo doente.

Uma revisão da literatura mostra que existem poucos dados sobre o estudo da patologia de vários órgãos e sistemas do corpo em gémeos. Com base nos trabalhos publicados, podemos concluir que vários factores ambientais desempenham um papel no desenvolvimento da patologia de vários órgãos e sistemas do corpo em gémeos. Os estudos realizados consideram vários factores como causas e factores predisponentes da morbilidade: hereditariedade, perturbações ambientais, alterações nos padrões nutricionais, nível social da família, etc. Note-se que existem dificuldades no estudo destes mecanismos em gémeos, associadas a vários problemas metodológicos. No futuro, para uma compreensão mais completa dos mecanismos de influência de vários factores internos e externos sobre o organismo dos gémeos, é necessário desenvolver métodos de avaliação do seu impacto, métodos de medição da suscetibilidade do organismo (incluindo a nível molecular e celular).

Tudo o que foi dito acima diz respeito ao estudo da condição dos órgãos ORL em gémeos. Deve notar-se especialmente que a frequência da ocorrência de patologia dos órgãos ORL entre gémeos, as caraterísticas das suas manifestações clínicas em várias formas e a gravidade da doença não são devidamente reflectidas, não existem dados sobre a importância dos métodos de diagnóstico e a eficácia de vários métodos de tratamento. Este aspeto do problema é refletido apenas em alguns estudos. As fontes não apresentam algoritmos de diagnóstico e de tratamento que determinem a ordem de interação e a ordem de trabalho dos médicos de várias especialidades, as condições de utilização dos métodos de investigação necessários, as indicações, a natureza, o volume, a sequência, o calendário dos vários métodos de tratamento da patologia dos órgãos ORL nos gémeos.

Uma revisão da literatura mostrou que não existem trabalhos científicos que analisem a prevalência de patologia dos órgãos ORL em gémeos no Uzbequistão. Outros aspectos do problema também permanecem inexplorados. Todos os factos acima referidos são a base para a afirmação de que o problema do estudo da patologia dos órgãos ORL em gémeos é um problema urgente, mas pouco estudado em otorrinolaringologia.

CAPÍTULO V

AVALIAÇÃO DA QUALIDADE DE VIDA EM CRIANÇAS GÉMEAS SAUDÁVEIS CRIANÇAS GÉMEAS SAUDÁVEIS E GÉMEAS COM PATOLOGIA DA ENT ORGÃOS

Na literatura disponível, não encontramos estudos sobre a qualidade de vida em gémeos com várias doenças e, em particular, com patologia dos órgãos ORL.

Estudámos a qualidade de vida de 755 gémeos, dos quais: 419 eram doentes com várias doenças inflamatórias agudas e crónicas do foro ORL e 336 eram saudáveis. Os gémeos saudáveis foram estudados em termos de qualidade de vida quando a patologia estava presente no outro gémeo e no outro irmão não gémeo.

Entre os doentes, 221 são rapazes e 198 são raparigas: 242 são gémeos idênticos, 138 são fraternos e 39 são gémeos múltiplos. Em 221 casos, o doente tinha um gémeo na família, em 90 casos havia dois gémeos, ou seja, 180 crianças, e em 6 casos havia três gémeos, ou seja, 18 crianças.

Entre as crianças saudáveis, havia 171 rapazes e 165 raparigas: 225 eram idênticos, 90 eram fraternos e 21 eram gémeos múltiplos.

Para avaliar o indicador de qualidade de vida, desenvolvemos um questionário especial concebido para gémeos (Quadro 6.1).

Através de um questionário, foi identificada a qualidade de vida de gémeos com doenças inflamatórias agudas e crónicas dos órgãos ORL, bem como de outro gémeo saudável. Neste sentido, prevê-se que o questionário seja preenchido simultaneamente pelo próprio gémeo doente, bem como pelo outro gémeo dos gémeos e por ambos os outros dos trigémeos.

QUESTIONÁRIO O questionário é composto por duas partes: passaporte e principal. A parte "passaporte" é composta por 4 pontos. A parte principal do questionário inclui 11 perguntas. Combina perguntas cujas respostas revelam a influência na imagem da presença da doença, a reação e a empatia do gémeo às manifestações clínicas da doença existente no(s) gémeo(s).

Quadro 5.1

QUESTIONÁRIO PARA AVALIAR A QUALIDADE DE VIDA DOS GÉMEOS COM DOENÇAS ENT

1. Nome completo do doente e do segundo gémeo:
2. Sexo do doente/outro gémeo:
3. Ano de nascimento
4. Tipo de relação: monozigótica, dizigótica, polizigótica, não definida

Questão	Resposta possível	Ponto	1	2
*1. Como é que avalia o impacto negativo das doenças otorrinolaringológicas existentes no seu estilo de vida?	Indiferente	0		
	Eu empatizo	1	1	
	Estou a ficar desanimado	2		
*2. Como avalia o impacto dos	Não satisfatório	0		2

resultados dos diagnósticos e (ou) tratamentos anteriores e das medidas de reabilitação no seu estilo de vida?	Satisfatoriamente	1		
	Positivamente	2		
*3. Qual é a sua opinião sobre o impacto positivo das medidas de diagnóstico e (ou) tratamento e reabilitação?	Não satisfatório	0		
	Satisfatoriamente	1	1	
	Positivamente	2		
*4. Qual é a sua atitude em relação ao impacto negativo ou à falta de efeito das medidas de diagnóstico e (ou) tratamento e reabilitação?	Indiferente	0		
	Tenho empatia	1		
	Estou a ficar desanimado	2		2
*(л)5) Qual é a sua atitude em relação às doenças dos órgãos ORL existentes no(s) seu(s) gémeo(s)?	Indiferente	0		
	Eu empatizo	1		
	Estou a ficar desanimado	2		2
Л6. Qual é a sua atitude em relação às doenças dos órgãos ORL existentes em irmãos e irmãs não gémeos?	Indiferente	0		
	Eu empatizo	1	1	
	Estou a ficar desanimado	2		
л7) Qual é a sua opinião sobre o efeito positivo das medidas de diagnóstico e/ou de tratamento e de reabilitação aplicadas ao gémeo?	Indiferente	0	0	
	Tenho empatia	1		
	Estou a ficar desanimado	2		
л8. Qual é a sua atitude em relação ao efeito negativo das medidas de diagnóstico e/ou de tratamento e de reabilitação aplicadas ao gémeo?	Indiferente	0		
	Eu empatizo	1		
	Estou a ficar desanimado	2		2
л9. Qual é a sua atitude em relação à presença de dor no seu gémeo?	Indiferente	0		
	Eu empatizo	1		
	Estou a ficar desanimado	2		2
л10.Qual é a sua atitude em relação ao aumento acentuado da temperatura no seu gémeo?	Indiferente	0		
	Eu empatizo	1		
	Estou a ficar desanimado	2		2
л11.Qual é a sua atitude em relação às limitações (perda de audição, incapacidade de se mover, tonturas, dificuldade em	Indiferente	0		
	Eu empatizo	1		
	Estou a ficar desanimado	2		2

respirar, etc.) do seu gémeo?				
Resultado final			3	14

Nota.

* - a resposta do doente, [л] - a resposta do(s) outro(s) gémeo(s)

1 - estado inicial (resultado do inquérito inicial após o estabelecimento de um diagnóstico clínico)

2 - resultado após a conclusão do tratamento e (ou) reabilitação

Apenas o gémeo afetado responde às primeiras quatro perguntas. As perguntas 5 a 11 são respondidas apenas pelo(s) outro(s) gémeo(s).

Em cada pergunta do questionário, são oferecidas aos inquiridos 3 gradações de respostas, que são equivalentes a uma pontuação digital específica.

Na primeira opção, que é implementada nas questões 1, 4 - 11, à medida que o número aumenta, a reação aumenta no sentido negativo:

"Indiferente" - 0 pontos;

"Eu empatizo" - 1 ponto;

"Estou a ficar desanimado" - 2 pontos.

Na segunda opção, à medida que o número aumenta, a reação aumenta no sentido positivo:

"Não satisfatório" - 0 pontos;

"Satisfatório" - 1 ponto;

"Positivo" - 2 pontos.

Esta opção de resposta está implementada nas perguntas 2.3.

Depois de receber as respostas a todas as perguntas do questionário, todos os pontos são somados e é feita uma avaliação global da reação (empatia).

Opções de avaliação:

0 - 2 pontos - indiferença em relação ao estado do gémeo e dos seus familiares;

3 - 7 pontos - experiência em relação ao estado do gémeo e familiares;

8 - 11 pontos - sofrimento em relação à condição do gémeo e dos familiares.

O número de pontos obtidos é inversamente proporcional à qualidade de vida do inquirido (quanto mais pontos, pior a qualidade de vida do doente).

A avaliação da qualidade de vida pode ser efectuada no momento do exame inicial, durante as medidas de diagnóstico, terapêuticas, de reabilitação e após estas.

No quadro 6.2. são apresentados os resultados generalizados dos indivíduos examinados.

A análise dos resultados do estudo primário e do segundo estudo também apresentou uma diferença significativa nas pontuações finais para todas as 11 questões (P<0,05).

Tabela 5.2.

Resultado da avaliação da qualidade de vida das pessoas examinadas (n=755)

Questão	Opção de resposta em %		
		1	2
*1. Como é que avalia o impacto negativo	I	10	67
das doenças otorrinolaringológicas	D	64	29

existentes no seu estilo de vida?	Pos	26	4
*2. Como é que avalia o impacto dos resultados de diagnósticos anteriores e/ou medidas de tratamento e reabilitação no seu estilo de vida?	U	12	52
	S	33	25
	D	54	7
*3. Qual é a sua opinião sobre o impacto positivo das medidas de diagnóstico e/ou tratamento e reabilitação?	N	4	12
	S	18	13
	D	22	14
*4. Qual é a sua atitude em relação ao impacto negativo ou à falta de efeito das medidas de diagnóstico e (ou) tratamento e reabilitação?	I	10	16
	D	28	21
	Pos	13	5
*(л)5) Qual é a sua atitude em relação às doenças dos órgãos ORL existentes no(s) seu(s) gémeo(s)?	I	8	4
	E	10	7
	I	16	6
Л6. Qual é a sua atitude em relação às doenças dos órgãos ORL existentes nos irmãos do(s) seu(s) não-gémeo(s)?	I	3	5
	E	2	4
	D	5	2
Л7. Qual é a sua opinião sobre o efeito positivo das medidas de diagnóstico e/ou tratamento e reabilitação realizadas no gémeo?	I	9	5
	E	3	2
	D	1	1
Л8. Qual é a sua atitude em relação ao efeito negativo das medidas de diagnóstico e/ou tratamento e reabilitação realizadas no gémeo?	I	2	1
	E	15	5
	D	10	6
Л9. Qual é a sua atitude em relação à presença de dor no seu gémeo?	I	2	2
	E	3	1
	D	19	6
л 10. Qual é a sua atitude em relação ao aumento acentuado da temperatura no seu gémeo?	I	1	5
	E	6	4
	D	9	5
л 11. Qual é a sua atitude em relação às limitações (perda de audição, incapacidade de se mover, tonturas, dificuldade em respirar, etc.) do seu gémeo?	I	1	3
	E	4	6
	D	7	7
Resultado final		39.0	30.5

Nota.

Resultado: I-indiferente, E-empatia, D- desanimado;

N-insatisfatório, U-satisfatório, Pos. -positivamente;

1 - estado inicial (resultado do inquérito inicial após o estabelecimento de um diagnóstico clínico);

2 - resultado após a conclusão do tratamento e (ou) reabilitação (segundo estudo);

Um estudo sobre a qualidade de vida através de um questionário em rapazes e raparigas (separadamente) mostrou que o valor da pontuação final, tanto na investigação primária como na secundária, era significativamente diferente entre rapazes e raparigas. Nas raparigas, os indicadores foram significativos de forma fiável (P>0,05), o que indica uma perceção mais emocional do sofrimento do gémeo (Tabela 6.3).

Tabela 5.3.

Comparação do resultado da "qualidade" de vida tendo em conta o género dos pacientes

Piso	Resultado final	
	1	2
Rapazes (n=392)	18.3±1.1	9.2±1.2
Raparigas (n=363)	26.9±1.2*	17.8±1.1*

Nota.

1 - estado inicial (resultado do inquérito inicial após o diagnóstico clínico da instalação);

2 - resultado após a conclusão do tratamento e (ou) reabilitação (segundo estudo) ;

* - diferença em relação ao outro sexo (P<0,05);

Os resultados do estudo da qualidade de vida foram analisados separadamente, tendo em conta o estádio de desenvolvimento fetal.- zigotos (Tabela 6.4).

Tabela 5.4.

Comparação do resultado da "qualidade" de vida tendo em conta o zigoto

Grupo, zigoto	Resultado final	
	1	2
idênticos (n=467)	24.1±1.1	10.3±1.2
dizigóticos (n=228)	23.1±1.3	10.1±1.1
multiovos (n=60)	21.6±1.2	9.9±1.1

A diferença de valores entre os grupos comparados foi estatisticamente insignificante (P>0,05).

Ao estudar a qualidade de vida através de um questionário, tendo em conta a evolução clínica da patologia dos órgãos ORL, verificou-se o seguinte (Tabela 5.5):

- durante o estudo inicial, em ambos os grupos, o valor da pontuação final dos doentes com doença aguda ou exacerbação de uma doença crónica foi o mais elevado, e a sua diferença foi estatisticamente insignificante em relação um ao outro (P>0,05). Os seus significados diferiram significativamente de outras variantes clínicas do curso da doença.
- no segundo estudo, em ambos os grupos, o valor da pontuação final para todas as variantes da evolução clínica das doenças não foi estatisticamente fiável entre

si (P>0,05).

Quadro 7.5

Comparação dos resultados da qualidade de vida tendo em conta a evolução clínica da patologia ORL

Curso clínico	1	2
Patologia aguda (n=198)	26.8±1.1*	14.4±1.2
Patologia crónica na fase aguda (n=97)	25.5±1.2*	13.9±1.1
Patologia crónica na fase de recaída (n=83)	14.3±1.1	9.1±1.2
Patologia crónica em remissão (n=41)	8.1±1.1	

Nota.

1 - estado inicial (resultado do inquérito inicial após o diagnóstico clínico da instalação);

2 - resultado após a conclusão do tratamento e (ou) reabilitação (segundo exame);

* - diferença em relação a outro curso clínico
patologia (P<0,05);

A relação custo-eficácia da avaliação da qualidade de vida foi calculada com base nos resultados da sua utilização na prática clínica.

Ao efetuar uma análise custo-eficácia, as opções comparadas, ao contrário de uma análise de custo-minimização, são caracterizadas por uma eficiência maior ou menor, mas não equivalente.

A este respeito, é importante avaliar o grau de viabilidade da análise em função do nível de fiabilidade dos dados fornecidos.

Como resultado da análise custo-efetividade, foi obtido o rácio custo/eficácia. Estes rácios foram calculados utilizando a seguinte fórmula (Phillips S., Thompson G., 1999).

C / E = (C2 - C1) : (E2 - E1) x 100, em que

C/E - "custo/eficácia",

C1 e C2 - o custo total da primeira e da segunda intervenção, respetivamente,

E1 e E2 - a eficácia da primeira e da segunda intervenção, respetivamente, expressa em relação às probabilidades de resultados desejáveis e indesejáveis,

100 é o coeficiente de cálculo.

A análise de custo-eficácia quando utilizada na prática, avaliando a qualidade de vida de gémeos com doenças dos órgãos ORL, mostrou que o custo de utilização com o resultado desejado será:

C / E = (C2-C1) : (E2-E1) x 100 = (127500 - 112000) : (85 - 75) x 100 = 15000: 10 x 100 = 150000 soma.

O desenvolvimento de uma metodologia para avaliar a qualidade de vida de gémeos com doenças dos órgãos ORL, num aspeto comparativo, leva a um melhor diagnóstico, tratamento complexo e reabilitação de doenças dos órgãos ORL, o que ajuda a aumentar a eficácia das medidas de tratamento e, em última análise, melhora a qualidade de vida do paciente. Além disso, consegue-se uma atitude adequada em relação ao estado da criança, bem como ao estado dos filhos gémeos.

Os dados obtidos permitem utilizar as recomendações propostas para aumentar a eficácia do tratamento desta patologia, o que conduz a uma melhoria da qualidade de vida das crianças gémeas.

Assim:

1. Verificou-se que 8,54% das crianças gémeas estão preocupadas com o impacto negativo da doença existente nos órgãos ORL na sua qualidade de vida, e a maioria das crianças (87,36%) respondeu que este facto as deprime. Além disso, o estado dos outros gémeos preocupa-os tanto como a eles próprios. A esmagadora maioria dos inquiridos e dos seus pais notou que os gémeos se preocupam verdadeiramente um com o outro, chegando a um estado de depressão devido à doença do outro gémeo, ou seja, as doenças dos órgãos ORL de uma criança deprimem igualmente os dois gémeos.
2. Verificou-se que 22,5% dos inquiridos se mostraram indiferentes à falta de eficácia das medidas de tratamento tomadas e 8,7% dos filhos gémeos indicaram estar preocupados com este facto. A maioria dos filhos gémeos - 68,80% - respondeu que este facto tem um efeito depressivo no seu estado psicológico.
3. Ficou provado que o efeito negativo do tratamento na qualidade de vida dos inquiridos os preocupa mais do que a falta de eficácia do tratamento das doenças dos órgãos ORL. Foi revelado que a percentagem dos indiferentes a esta situação diminui significativamente (para 1,64%), e o número dos preocupados com esta situação também diminui significativamente (4,93%). Mas o número de crianças gémeas para as quais esta condição conduz a um estado de depressão é maior (93,43%). Os inquiridos mostraram-se preocupados com o impacto negativo do tratamento na qualidade de vida do seu gémeo, bem como com a sua condição.
4. Uma avaliação do efeito positivo do tratamento na qualidade de vida dos filhos gémeos mostrou que, na maioria dos casos (94,91%), esta questão é a que mais os preocupa. O resultado positivo do tratamento do outro gémeo é tão preocupante como o deles.
5. Verificou-se que a tendência das respostas em relação à dor, à febre e aos sintomas de doenças otorrinolaringológicas foi muito próxima. Em todos os casos, a indiferença ocorreu em percentagens baixas - respetivamente 2,63%; 3,78% e 7,88%. Nos três casos, a preocupação foi mais comum, representando 83,58-89,33% dos casos. E este valor é mais elevado do que para as crianças não gémeas.

INDICADORES DA ACTIVIDADE FUNCIONAL DOS NEUTRÓFILOS, DOS MONÓCITOS DO SANGUE PERIFÉRICO E DO ESTADO DAS CITOCINAS DO ORGANISMO EM GÉMEOS COM RINOSSINUSITE PURULENTA CRÓNICA

Foram examinadas 122 crianças com idades compreendidas entre os 7 e os 16 anos. Todas as crianças foram divididas em 4 grupos:

Grupo 1 - gémeos com rinossinusite crónica purulenta (n=45);

Grupo 2 - não gémeos com rinossinusite crónica purulenta (=45);

Grupo 3 - gémeos saudáveis (n=16);

Grupo 4 - não gémeos saudáveis (n=16).

Todos os doentes do primeiro e segundo grupos apresentavam lesões em dois ou mais seios nasais, ou seja, polissinusite.

O primeiro e o segundo grupos dividem-se nos seguintes subgrupos:

subgrupo 1a - gémeos com pansinusite crónica purulenta (n=15);

subgrupo 1b - gémeos com sinusite maxilar purulenta crónica, sinusite frontal e etmoidite (n=15);

subgrupo 1c - gémeos com sinusite maxilar purulenta crónica e etmoidite (n=15);

subgrupo 2a - não gémeos com pansinusite crónica purulenta (n=15);

subgrupo 2b - não gémeos com sinusite maxilar purulenta crónica, sinusite frontal e etmoidite (n=15);

subgrupo 2c - não gémeos com sinusite maxilar purulenta crónica e etmoidite (n=15);

Determinámos a atividade funcional dos monócitos (FAM), identificámos inclusões virais em monócitos (VIM), a atividade fagocitária, a atividade biocida dependente de oxigénio dos neutrófilos, e observámos também o efeito dos antibióticos sobre a FAM, a fagocitose dependente de oxigénio, a fagocitose na presença de estimulantes, a atividade fagocítica dos neutrófilos (PhAN), o estado das citocinas [avaliação do estado pró-inflamatório (interleucina-6, interleucina-8) e anti-inflamatório (interleucina-4)] do organismo.

Verificou-se que, em crianças gémeas praticamente saudáveis (grupo 3), a FAM é de 25,7±0,9% e, em crianças não gémeas (grupo 4), este parâmetro não foi significativo, mas visivelmente mais elevado - 27,3±1,1% (Tabela 4.1).

Quadro 6.1

Indicadores da atividade funcional dos monócitos do sangue em crianças gémeas com rinossinusite purulenta crónica

Grupo de estudo	FAM, %	VIM, %
3 grupos, n=16	25.7±0.9	6.1±1.0
4 grupos, n=16	27.3±1.1	7.8±1.2
subgrupo 1a, n=15	10.3±0.9*	33.7±1.8*
subgrupo 2 a, n=15	12.2±1.0*	28.1±1.5*
subgrupo 1b, n=15	11.0±0.7*	33.7±1.5*

subgrupo 2b, n=15	13.2±0.9*	27.8±1.9
subgrupo 1c, n=15	14.9±0.8*	26.7±1.9*
subgrupo 2c, n=15	16.4±1.0	23.1±2.0*

Nota: * é um sinal da fiabilidade das diferenças nos indicadores de doença crianças em comparação com indivíduos saudáveis.

Nas crianças gémeas com rinossinusite crónica purulenta, verificou-se uma diminuição significativa deste indicador em relação ao grupo 3 (controlo), pelo que nas crianças doentes do subgrupo 1a houve uma diminuição de 2,49 vezes - até 10,3±0,9%, no subgrupo 1b c 2,34 vezes - até 11,0±0,7%, no subgrupo 1c 1,72 vezes - até 14,9±0,8% (P<0,001).

Nos doentes não gémeos examinados com rinossinusite crónica purulenta, em comparação com o grupo de controlo (grupo 4), também foram observadas diferenças significativas (P<0,05), mas a diferença não foi tão pronunciada como nas crianças gémeas doentes. Assim, os dados do subgrupo 2a diferiram dos dados de controlo em 2,24 vezes - até 12,2 ± 1,0%, o subgrupo 2b em 2,07 vezes - até 13,2 ± 0,9%, o subgrupo 2c em 1,66 vezes - até 16,4±1,0% (P<0,001).

Assim, verificou-se que nos doentes com rinossinusite crónica purulenta, gémeos e não gémeos, existe uma diminuição significativa do FAM em relação aos grupos de controlo (P<0,05 - P<0,001), o que é confirmado pela diferença relativamente baixa de fold em relação aos valores de controlo. No entanto, a análise mostra que a intensidade da diminuição deste indicador foi maior nas crianças gémeas do que nas não gémeas, e que esta se manifesta nas diferentes patologias de forma quase igual. Os resultados obtidos comprovam que, na rinossinusite crónica purulenta, o fator protetor inespecífico, FAM, é mais afetado nas crianças gémeas do que nas solteiras.

Observa-se uma diminuição significativa da FAM em todas as crianças gémeas doentes, mas observa-se uma diminuição menos intensa deste parâmetro em relação às outras patologias estudadas nas crianças doentes do subgrupo 1b (P<0,05).

A tendência de alterações manteve-se no estudo da VVM. Se as inclusões virais foram detectadas em monócitos de crianças saudáveis não gémeas em 7,8±1,2% dos casos, então em gémeos saudáveis este valor foi ligeiramente reduzido - para 6,1±1,0% (P>0,05). A intensidade do aumento deste parâmetro foi significativamente maior em crianças gémeas doentes com rinossinusite purulenta crónica em comparação com crianças não gémeas doentes com esta patologia (P<0,05).

Assim, no subgrupo 1a o aumento foi de 5,52 vezes (33,7±1,8% versus 6,1±1,0%, P<0,001), enquanto no subgrupo 2a o aumento foi de 3,60 vezes (respetivamente 28,1±1,5% versus 7,8±1,2%, P<0,001). Quase os mesmos parâmetros foram obtidos para outras condições patológicas: respetivamente, nos subgrupos 1b e 2b o aumento foi de 5,39 e 3,56 vezes, e nos subgrupos 1c e 2c de 4,38 e 2,96 vezes (P<0,05).

Nas crianças gémeas doentes do subgrupo 1b, há um aumento acentuado da percentagem de VVM para 33,7±2,8%, o que é 4,32 vezes mais do que os indicadores do grupo de controlo (7,8±1,2%) - P<0,001.

Resultados próximos foram obtidos em crianças doentes do subgrupo 1b (32,9±3,5%) e no subgrupo 1a (26,7±3,9%), embora a intensidade do dano neste último tenha sido menor do que em outras patologias (P<0,05).

Tal como o FAM na determinação da MIV, obteve-se um quadro semelhante: havia mais inclusões virais em monócitos de crianças gémeas com rinossinusite crónica purulenta do que em crianças não gémeas. Mas a intensidade (multiplicidade) das diferenças em relação às crianças saudáveis foi maior nos gémeos, o que prova que o processo patológico é mais pronunciado e percetível neles. Este facto sugere que, ao desenvolver um algoritmo para a gestão e tratamento de crianças doentes com rinossinusite crónica purulenta, o padrão identificado deve ser tido em conta.

Os resultados obtidos permitiram-nos concluir que, na rinossinusite crónica purulenta, a FAM diminui, o que provoca o desenvolvimento de um foco purulento crónico e cria condições para a persistência intracelular de vírus. Além disso, quando os monócitos estão infectados com um vírus, a sua atividade funcional é suprimida, resultando numa diminuição da sua contribuição para a resistência específica e inespecífica do organismo das crianças, especialmente dos gémeos.

Considerando o facto de vários fármacos antibacterianos serem constantemente utilizados no tratamento da rinossinusite crónica purulenta em crianças, estudámos o efeito de antibióticos amplamente utilizados na prática otorrinolaringológica na FAM do sangue periférico in vitro em doentes, gémeos saudáveis e não gémeos.

Foi descoberto um efeito unidirecional de todos os antibióticos mais utilizados na prática para o tratamento da rinossinusite na FAM e na VIM - todos eles suprimiram de forma fiável a FAM in vitro e aumentaram a intensidade da VIM (Tabela 4.2).

Os medicamentos antibacterianos utilizados nas experiências in vitro suprimiram de forma fiável a FAM em crianças gémeas e não gémeas doentes, e as diferenças entre elas foram notórias, mas não significativas (P>0,05). Os resultados da investigação apresentados na tabela. 4.2 mostraram que a supressão mais pronunciada da FAM sob a influência de medicamentos antibacterianos in vitro foi encontrada por nós na ceftriaxona e na ciprofloxacina, respetivamente, em crianças gémeas e não gémeas doentes 7.6 ± 0,9%; 8,9±0,9% e 7,2±0,9%; 8,7±1,0% (com incubação) versus 12,1±0,8%; 13,6±1,0% e 12,0±0,8%; 13,6±1,0% (sem incubação) e 27,3±1,1% em crianças saudáveis.

Table 2 2

Indicadores comparativos de FAM sanguíneo com e sem incubação com antibióticos in vitro para várias rinossinusites em crianças gémeas e não gémeas

gémeos

Grupos		FAM, %		VVM, %	
		Sem incubação	Com incubação	Sem incubação	Com incubação
Controlo		27.3±1.1		7.8±1.2	
Ceftriaxon	^{1}g	12.1±0.8^	7.6±0.9*^	31.2±1.1^	42.8±1.5*^
	^{2}g	13.6±1.0	8.9±0.9	26.3±1.8	37.1±1.6

	^{1}g	12.0±0.8Λ	7.2±0.9*Λ	31.1±1.8Λ	40.6±1.7*Λ
Ciprofloc-sacina	^{2}g	13.6±1.0	8.7±1.0	26.4±1.8	36.4±1.8
Amoxicilina +	^{1}g	12.1±0.8Λ	8.8±0.5*Λ	31.2±1.7Λ	34.8±1.5Λ
ácido clavónico	^{2}g	13.5±0.9	9.9±0.7	26.2±1.7	29.9±1.7
Cefotaxima	^{1}g	12.2±0.8Λ	9.6±0.5*Λ	31.1±1.8Λ	33.5±2.0Λ
	^{2}g	13.6±1.0	11.2±0.7	26.4±1.7	28.3±1.7

Notas:* - sinal de fiabilidade das diferenças nos indicadores com e sem incubação de monócitos com antibióticos; Л é um sinal da fiabilidade das diferenças entre os indicadores de controlo e os resultados da incubação.

Os indicadores da amoxicilina + ácido clavulónico e da cefotaxima na supressão da FAM foram ligeiramente diferentes dos dados dos antibióticos acima referidos (respetivamente, em crianças gémeas e não gémeas doentes 8,8 ± 0,5%; 9,9 ± 0,7% e 9,6 ± 0,5%; 11,2±0,7% (com incubação) versus 12,1±0,8%; 13,5±0,9% e 12,9±0,8%; (sem incubação). Os resultados obtidos também foram significativos (P<0,05).

De acordo com o estudo da MIV, foram obtidos indicadores ligeiramente diferentes, por exemplo, em crianças gémeas doentes, foram detectadas diferenças significativas nos dados com e sem incubação com medicamentos antibacterianos para a ceftriaxona, ciprox e amoxicilina + ácido clavulónico (respetivamente 42,8 ± 1,5%, 40,6 ± 1,7% e 34,8±1,5% versus 31,1±1,7%, 31,1±1,8% e 31,2±1,7% sem incubação),

P<0,05 - P<0,001), e para a cefotaxima os resultados comparativos não foram fiáveis (33,5±2,0% versus 31,3±1,8% sem incubação, P>0,05).

Nas crianças doentes não gémeas com rinossinusite crónica purulenta, a intensidade das alterações sem e com incubações foi ligeiramente reduzida, todos os parâmetros obtidos foram reduzidos em relação aos indicadores VVM das crianças gémeas doentes. É de salientar que todos os parâmetros FAM foram significativamente reduzidos em relação aos dados de controlo (P < 0,001), e os parâmetros VVM, pelo contrário, foram significativamente aumentados em relação aos resultados de controlo.

Assim, foi estabelecido que os medicamentos antibacterianos acima referidos, embora reduzam a FAM, quando utilizados para o tratamento de várias rinossinusites em crianças gémeas doentes, a eficácia antiviral dos monócitos é mantida. Nas crianças não gémeas, esta tendência mantém-se, mas a FAM durante a incubação permanece um pouco elevada em relação às crianças gémeas; consequentemente, os parâmetros da FAM com a incubação foram mais baixos. Este facto indica que, em crianças não gémeas com um processo patológico, a FAM permanece relativamente elevada e a percentagem de monócitos com inclusões virais foi relativamente baixa em comparação com os grupos de crianças comparados.

A fase seguinte da investigação consistiu em estudar a reatividade dependente do oxigénio dos neutrófilos nas crianças gémeas e não gémeas com rinossinusite purulenta crónica examinadas.

Os indicadores iniciais da reatividade dependente do oxigénio dos neutrófilos em todos os grupos reflectiram uma diminuição dos indicadores do teste NBT espontâneo em comparação com os dados de crianças saudáveis do 3° e 4° grupos de controlo (Tabela

4.3).

Nos subgrupos 1b e 1c, observou-se uma diminuição do parâmetro do teste espontâneo de NBT (respetivamente 6,3±0,7 unidades e 7,7±0,8 unidades, 5,2-06 versus 9,8±0,8 unidades, P<0,001).

Table 3 3

Indicadores da atividade biocida dependente do oxigénio dos neutrófilos (teste NBT espontâneo e induzido) em crianças gémeas com rinossinusite crónica purulenta

rinossinusite crónica purulenta, unidades.

Grupos de estudo	Teste NBT espontâneo	Teste NBT induzido	Índice de estimulação
3 grupos, n=16	9.8±0.8	20.8±1.1	2.2±0.4
4 grupos, n=16	10.8±0.9	23.6±1.2	2.2±0.5
subgrupo 1a, n=15	5.2±0.6 *	20.1±1.3	3.2±0.5
subgrupo 2 a, n=15	7.4±0.6	22.3±102	3.0±0.4
subgrupo 1b, n=15	6.3±0.7*	15.9±1.2*	3.1±0.4
subgrupo 2b, n=15	7.1±0.8	20.8±1.1	2.9±0.5
subgrupo 1c, n=15	7.7±0.8*	20.4±1.0	2.9±0.4
subgrupo 2c, n=15	8.5±0.9	23.8±1.2	2.8±0.5

Notas:* - um sinal da fiabilidade das diferenças entre os indicadores das crianças gémeas doentes e os das crianças saudáveis.

Nas crianças doentes do subgrupo 1a, a diminuição foi mais acentuada (5,2±0,6 unidades versus 9,8±0,8 unidades), mas ainda assim significativa. Os resultados obtidos indicam que, nos doentes examinados, a atividade biocida dependente de oxigénio dos neutrófilos diminui significativamente em comparação com as crianças saudáveis. Este facto confirma que, nas crianças gémeas doentes, a atividade funcional dos neutrófilos é significativamente reduzida, o que, por sua vez, leva a uma diminuição da resistência inespecífica do organismo das pessoas examinadas.

Nas crianças doentes não gémeas, manteve-se a mesma tendência, onde os parâmetros das crianças doentes foram significativamente reduzidos em relação aos dados de controlo (grupo 4, P <0,05). No entanto, a intensidade das alterações foi visivelmente menor do que nas crianças gémeas com rinossinusite crónica purulenta. Este facto prova que, com a patologia dos seios paranasais em crianças nascidas sozinhas, a resistência inespecífica do organismo sofre menos, o que é confirmado pelos resultados obtidos.

Os resultados do teste NBT induzido mostraram um quadro diferente. Quando estimulados com zymosan, todos os indicadores estudados aumentaram em quase todas as crianças saudáveis e doentes examinadas. É de notar que os parâmetros das crianças doentes atingiram o nível dos valores de controlo e não diferiram significativamente deles (P>0,05).

O grau de estimulação foi de 2,2 vezes ou mais, conforme evidenciado pelos parâmetros do índice de estimulação. É de salientar que, nos doentes, o índice de estimulação foi maior do que nas pessoas saudáveis e, tanto nos gémeos como nos não gémeos, o índice foi praticamente o mesmo. O índice de estimulação das crianças doentes variou de 2,8±0,5 a 3,2±0,6 unidades, o que é mais do que o das crianças saudáveis examinadas (2,2±0,4 unidades).

Os resultados obtidos indicam que a reserva de atividade funcional dos neutrófilos é elevada nos doentes com rinossinusite crónica purulenta, independentemente de serem gémeos ou não gémeos. A este respeito, apesar da presença de um foco patológico no organismo, é possível restaurar o potencial reduzido da atividade dos neutrófilos, corrigindo-o com medicamentos que aumentam a atividade dos factores de resistência inespecíficos do organismo.

Assim, a reatividade oxigénio-dependente dos neutrófilos, que caracteriza a resistência inespecífica do organismo, diminui na patologia dos seios paranasais, que se caracteriza por uma diminuição do teste espontâneo do NBT. Um aumento nos índices do teste de NBT induzido após o estimulado por zimosan indica a reserva de FAN e o potencial de fatores inespecíficos de defesa do organismo. Embora o teste espontâneo de NBT mostre que a atividade funcional diminui mais em crianças gêmeas do que em crianças não-gêmeas. Mas a reserva funcional foi a mesma em crianças gémeas e não gémeas.

Foi estabelecido que a determinação de citocinas pró e anti-inflamatórias no soro sanguíneo de indivíduos fornece informações suficientes para o diagnóstico precoce e a gestão de pacientes na dinâmica da doença, bem como para prever o resultado de várias doenças, incluindo pacientes com rinossinusite purulenta crónica. Isto sugere a determinação do conteúdo das principais citocinas pró e anti-inflamatórias ao avaliar o estado imunitário de crianças gémeas e não gémeas doentes.

Determinação no soro sanguíneo de crianças da concentração de citocinas pró e anti-inflamatórias, que ocupam o lugar principal durante o processo inflamatório agudo e crónico na membrana mucosa dos seios paranasais. Sabe-se que o agente causador da rinossinusite purulenta crónica só provoca um processo patológico se conseguir ultrapassar o "primeiro escalão de defesa" representado pelos factores de resistência inespecíficos do sistema imunitário do organismo. Posteriormente, são activados factores de proteção específicos. Neste caso, as células epiteliais podem causar, propagar e modular a inflamação. São capazes de segregar citocinas pró-inflamatórias (IL-6, IL-8), que atraem células inflamatórias. No desenvolvimento da inflamação, a resposta das citocinas é importante para ativar os mecanismos endógenos de imunoregulação.

Os resultados da medição da concentração de citocinas no soro sanguíneo de crianças gémeas e não gémeas mostraram que, apesar da notória heterogeneidade dos resultados obtidos dentro de cada grupo, nos doentes com rinossinusite crónica purulenta há um aumento dos valores de IL-6 e IL-8, bem como de IL-4, em comparação com as crianças do grupo de controlo (Tabela 6.4).

Table 4 4

Conteúdo comparativo de citocinas pró e anti-inflamatórias em crianças gémeas e não gémeas com rinossinusite purulenta crónica,M±m

Grupos	IL-8	IL-6	IL-4

3 grupos, n=16	10.1±0.3	7.4±0.3	9.0±1.0
4 grupos, n=16	10.4±0.2	7.3±0.5	9.2±1.0
subgrupo 1a, n=15	45.7±0.3*	65.1±0.9*	53.6±1.1*л
subgrupo 2 a, n=15	40.3±0.4*	59.6±0.8*	79.3±1.0*
subgrupo 1b, n=15	42.6±0.2*	68.5±0.8*	50.2±1.2*л
subgrupo 2b, n=15	36.8±0.5*	61.2±0.9*	78.6±1.1*
subgrupo 1c, n=15	31.5±0.2*	23.3±0.9*	39.8±1.3*л
subgrupo 2 c, n=15	26.7±0.3*	28.7±0.9*	64.5±1.2*
Notas:* - um sinal de fiabilidade dos dados		s diferenças nos indicadores de gémeos doentes	

dos dados de crianças saudáveis (P<0,001). л - um sinal de fiabilidade das diferenças entre os indicadores de crianças gémeas doentes e os de crianças não gémeas (P<0,05).
Assim, o estudo das citocinas pró-inflamatórias e anti-inflamatórias em crianças gémeas e não gémeas com rinossinusite crónica purulenta mostrou que, nas crianças doentes de ambos os grupos (grupos 3 e 4), ambos os tipos de citocinas estavam significativamente aumentados em relação aos dados das crianças saudáveis. Além disso, é de salientar que as citocinas pró-inflamatórias (IL-6 e IL-8) estavam significativamente aumentadas nas crianças gémeas em comparação com as crianças não gémeas. O quadro oposto foi observado quando se estudaram os parâmetros das citocinas anti-inflamatórias (IL-4), em que os indicadores das crianças doentes não gémeas estavam aumentados em relação aos indicadores das crianças gémeas (P<0,05) e das crianças saudáveis (P<0,001).

O desenvolvimento de uma metodologia de avaliação da atividade funcional dos monócitos, dos neutrófilos e do estado das citocinas nas doenças inflamatórias dos seios paranasais em crianças gémeas e não gémeas, num aspeto comparativo, permite melhorar o diagnóstico e a terapia patogenética destas doenças. Além disso, esta técnica permite avaliar eficazmente o estado dos factores de proteção inespecíficos e o estado das citocinas em crianças gémeas com rinossinusite purulenta crónica, o que melhora a eficácia da terapia.

Com base nos estudos realizados, foi estudado e desenvolvido um método de avaliação da atividade funcional dos monócitos, neutrófilos e estado das citocinas em crianças com rinossinusite purulenta crónica. Os dados obtidos permitem utilizar as recomendações propostas para aumentar a eficácia do tratamento desta patologia, o que conduz a uma melhoria da qualidade de vida das crianças gémeas. Além disso, os padrões identificados de alterações na atividade funcional dos monócitos, neutrófilos e estado das citocinas nesta patologia permitem uma abordagem diferenciada para avaliar a eficácia do tratamento em crianças gémeas e não gémeas.

Assim, foi estabelecido que, com várias rinossinusites em crianças, a atividade fagocítica dos monócitos do sangue diminui, o que provoca o desenvolvimento de um foco purulento crónico e cria condições para a persistência intracelular de vírus, que se caracteriza por um aumento de monócitos com inclusões virais.

Foi revelado que quando o sangue periférico de crianças doentes e saudáveis foi incubado com vários antibióticos in vitro, foi revelada uma supressão significativa da atividade fagocítica dos monócitos. Isto é especialmente pronunciado quando o sangue dos doentes é incubado com ceftriaxona e ciprox.

Está provado que, em crianças doentes com doenças inflamatórias dos seios paranasais, a atividade dos factores de defesa inespecíficos do organismo é significativamente reduzida, o que se traduz numa diminuição da atividade fagocítica dos monócitos e num aumento dos monócitos com inclusões virais in vitro.

Foi estabelecido que quando o sangue de crianças doentes e saudáveis foi incubado com antibióticos in vitro, foi revelada uma supressão significativa da atividade funcional dos monócitos. Isto é especialmente pronunciado quando o sangue dos doentes é incubado com ceftriaxona e ciprox.

Ao prescrever antibióticos para o tratamento de crianças doentes com rinossinusite purulenta crónica, o estado dos factores inespecíficos de proteção do corpo da criança também deve ser tido em conta.

As citocinas pró e anti-inflamatórias no soro sanguíneo de crianças gémeas e não gémeas doentes com rinossinusite purulenta crónica estavam significativamente aumentadas em relação aos dados de crianças saudáveis. Verificou-se também que, nas crianças gémeas e não gémeas, os parâmetros destas citocinas se alteraram em direcções diferentes.

CAPÍTULO VII

TRATAMENTO E REABILITAÇÃO DE CRIANÇAS GÉMEAS CRIANÇAS GÉMEAS COM DOENÇAS DOS ÓRGÃOS ENT. ALGORITMOS PARA O TRATAMENTO E A MELHORIA DAS DOENÇAS DOS ÓRGÃOS ENT EM CRIANÇAS GÉMEAS

O tratamento de crianças com doenças dos órgãos ORL é um problema complexo e não totalmente resolvido da otorrinolaringologia: prova disso é a presença de um grande número de métodos de tratamento conservador e cirúrgico utilizados na prática.

A análise das fontes literárias dedicadas ao estudo dos resultados do tratamento de crianças gémeas com diversas patologias mostrou que, nestes casos, com base na componente psicológica da situação criada, a presença na maioria dos casos de patologia idêntica noutros gémeos, é necessária uma abordagem especial das medidas terapêuticas. No entanto, em relação ao tratamento das doenças dos órgãos ORL, este aspeto tem sido insuficientemente estudado, o que está na origem da insatisfação dos pacientes com o resultado do tratamento. Tudo isto determina a relevância da investigação nesta direção.

Ao organizar e conduzir actividades de tratamento e reabilitação, aderimos ao padrão de tratamento para pacientes com doenças dos órgãos ORL, aprovado pelo Ministério da Saúde da República do Uzbequistão em 2012, e utilizámos regimes e protocolos de tratamento utilizados na prática na nossa república e que correspondem ao padrão descrito acima.

Durante o período deste trabalho científico (1999-2018), foram utilizados exclusivamente medicamentos, procedimentos médicos e produtos de reabilitação aprovados pelo Ministério da Saúde da República do Usbequistão.

Para avaliar o tratamento em curso e as medidas de reabilitação, todos os doentes foram divididos em dois grupos. O grupo principal era constituído por 844 crianças gémeas, o grupo de comparação - 276 crianças não gémeas com doenças dos órgãos ORL. O grupo de controlo era constituído por 35 crianças saudáveis.

A distribuição dos doentes por grupos etários que foram submetidos a medidas de tratamento e reabilitação é apresentada na Tabela 7.1.

Quadro 7.1

Distribuição dos doentes por grupos etários, género e tipo de relação que foram objeto de tratamento e de medidas de reabilitação

Sinal	Períodos de idade						TOTAL
	1-7 dias recém-nascido s	7 dias - 1 ano de bebé s	1-3 anos primeira infância d	4-7 anos primeira infância	8-12 anos segunda infância	13-16 anos de idade adolescente s	
Grupo principal	33	81	181	209	167	173	844

n=844							
Rapazes	17	43	91	117	92	97	457
Raparigas	16	38	90	92	75	76	387
Ovo simples	16	45	92	113	89	84	439
Bi-ovo	11	27	67	76	58	58	297
Multi-ovos	6	14	22	20	18	28	108
Grupo de comparação n=276	15	28	54	70	55	54	276
Rapazes	8	15	30	39	31	29	152
Raparigas	7	13	24	31	24	25	124
TOTAL	48	109	235	279	222	227	112 0
Grupo de controlo (crianças saudáveis) n=35	5	6	6	6	6	6	35

Resultados do tratamento complexo e da reabilitação de crianças gémeas com doenças auditivas.

O tratamento complexo foi efectuado em 97 doentes do grupo principal e em 56 do grupo de comparação. Destes, 39 tinham doenças agudas e 114 tinham doenças crónicas. A maioria dos pacientes tinha uma combinação de várias unidades nosológicas, resultando num número total de 400, dos quais 234 estavam no grupo principal e 166 no grupo de comparação.

A Tabela 7.2 mostra os resultados do tratamento de pacientes com doenças auditivas.

Quadro 7.2

Resultados do tratamento de pacientes com doenças auditivas

Unidade nosológica, grupos	Medidas de tratamento adoptadas e respectivos resultados
Furúnculo do canal auditivo externo grupo principal, n=13 grupo de comparação, n=11	Medidas de tratamento adoptadas: abertura e drenagem adequada do furúnculo; terapia antibacteriana sistémica e local, sintomática. Resultado do tratamento: recuperação completa de 100% dos pacientes em ambos os grupos
Malformação congénita do ouvido externo grupo principal, n=2 grupo de comparação, n=2	Os pais receberam recomendações sobre a realização de cirurgia plástica reconstrutiva numa idade mais avançada. Clinicamente sem alterações em 100% dos doentes de ambos os grupos
Otite média aguda grupo principal, n=44 grupo de	Medidas de tratamento adoptadas: 9 (5 - grupo principal, 4 - grupo de comparação) pacientes

comparação, n=12	foram submetidos a paracentese; terapia antibacteriana e anti-inflamatória sistémica e local; dessensibilizantes, sintomáticos, preparados vitamínicos por via sistémica. Resultado do tratamento: recuperação completa de 100% dos pacientes em ambos os grupos
Otite média aguda purulenta grupo principal, n=27 grupo de comparação, n=22	Medidas terapêuticas tomadas: higiene diária do canal auditivo externo ; terapia antibacteriana e anti-inflamatória sistémica e local; dessensibilização, sintomática, preparados vitamínicos por via sistémica. Resultado do tratamento:
	recuperação completa de 100% dos pacientes em ambos os grupos
Otite média exsudativa grupo principal, n=25 grupo de comparação, n=17	Medidas de tratamento adoptadas: insuflação das tubas auditivas, cateterização das tubas auditivas com a administração de dexametasona (grupos etários mais velhos); 11 doentes (6 do grupo principal, 5 do grupo de comparação) foram submetidos a cirurgia para instalação de um tubo de timpanostomia (duração média de internamento no grupo principal - 37,5±0,8 dias, grupo de comparação - 38,2±0,5 dias); medicamentos glucocorticóides tópicos por via endonasal; medicamentos dessensibilizantes e mucolíticos por via sistémica; saneamento simultâneo do trato respiratório superior; foram realizadas 72 operações na cavidade nasal e na faringe [adenotomia (grupo principal - 14, grupo de comparação - 9), amigdalotomia (grupo principal - 5, grupo de comparação - 3), amigdalectomia (grupo principal - 2, grupo de comparação - 0), septoplastia (grupo principal - 11, grupo de comparação - 5), vasotomia submucosa (grupo principal - 15, grupo de comparação - 8)]; 19 doentes (grupo principal - 12, grupo de comparação - 7) foram submetidos a duas ou mais operações. Resultado do tratamento: 92,6% de recuperação clínica, 7,4% de melhoria clínica (grupo principal - 94,3%, grupo de comparação - 94,1%).
Otite média recorrente grupo principal, n=13 grupo de	Medidas de tratamento adoptadas: WC diário local do canal auditivo externo;

comparação, n=13	terapia antibacteriana e anti-inflamatória sistémica e local; preparações vitamínicas dessensibilizantes, sintomáticas e sistémicas; saneamento simultâneo do trato respiratório superior; foram realizadas 11 adenotomias (grupo principal - 7, grupo de comparação - 4). Resultado do tratamento: recuperação completa de 100% dos pacientes em ambos os grupos. Os pais das crianças receberam recomendações sobre medidas preventivas para evitar a recaída da doença.
Otite média supurativa crónica -mesotimpanite, n=64 -epitimpanite, n=11 - epimesotimpanite, n=6 - estado após R.S. ouvido, n=3 principal grupo, n=47	Medidas de tratamento adoptadas durante o período de recaída da doença: higiene diária local do canal auditivo externo; terapia antibacteriana sistémica e local, anti-inflamatória; dessensibilizante, sintomática, vitamínica, medicamentos absorvíveis sistemicamente; saneamento simultâneo do trato respiratório superior; 19 higienização
grupo de comparação, n=37	foram efectuadas operações para epitimpanite (total - 11, das quais o grupo principal - 8, grupo de comparação - 3), epimesotimpanite (total - 5, das quais o grupo principal - 4, grupo de comparação - 1), mesotimpanite (total -1, das quais o grupo principal - 1), o estado após R.O. (total -2, das quais o grupo principal é 1, o grupo de comparação é 1); tipos de operações de desinfeção realizadas - atticoantromastoidotomia extraural separada (17 no total, das quais o grupo principal - 11, grupo de comparação - 6), reoperação radical da cavidade (2 no total, das quais o grupo principal - 1, grupo de comparação - 1); foram efectuadas operações de higienização do ouvido em 4 casos de urgência (grupo principal - 3, grupo de comparação - 1); foram efectuadas 27 operações na cavidade nasal e na faringe [adenotomia (grupo principal - 9, grupo de comparação - 6), septoplastia (grupo principal - 5, grupo de comparação - 2), vasotomia submucosa (grupo principal - 4, grupo de comparação - 2)] . A timpanoplastia foi efectuada em 4 casos (grupo principal - 3, grupo de comparação - 1). Resultado do tratamento: recuperação clínica grupo principal 3,4%, grupo de comparação 2,7%; melhoria clínica: grupo principal 70,3%, grupo de comparação 62,1%; clinicamente

	estável grupo principal 26,3%, grupo de comparação 35,2%; 16 (34%) do grupo principal e 4 (10,8%) do grupo de comparação, tendo em conta a presença de deficiência auditiva socialmente significativa, receberam proteção auditiva adequada. O resultado da reabilitação auditivo-falante: a melhoria clínica em ambos os grupos foi de 100%. Os pais das crianças receberam recomendações sobre a cirurgia de melhoria da audição e medidas para evitar a recidiva da doença.
Otite média adesiva grupo principal, n=11 grupo de comparação, n=7	Medidas de tratamento adoptadas: insuflação dos tubos auditivos, cateterização dos tubos auditivos com introdução de quimotripsina (em grupos etários mais velhos); eletroforese endaural com lidase; dessensibilização, medicamentos absorvíveis por via sistémica; saneamento simultâneo do trato respiratório superior; Foram efectuadas 6 operações na cavidade nasal e faringe [adenotomia (grupo principal - 1, grupo de comparação - 0), septoplastia (grupo principal - 2, grupo de comparação
	grupo - 1), vasotomia submucosa (grupo principal - 1, grupo de comparação - 1)]. Ambos os grupos receberam 4,5±0,6 cursos de tratamento com um intervalo de 6 meses. Resultado do tratamento: melhoria clínica 20% e 80% - condições clinicamente estáveis em ambos os grupos. 11 (100%) do grupo principal e 4 (57,1%) do grupo de comparação, tendo em conta a presença de deficiência auditiva socialmente significativa, receberam proteção auditiva adequada. O resultado da reabilitação auditivo-falada: melhoria clínica em ambos os grupos - 100% dos que utilizam aparelhos auditivos. Os pais de crianças com uma condição clinicamente estabilizada receberam recomendações para cirurgia de melhoria da audição ou aparelhos auditivos.
Grupo principal de timpanosclerose, n=7 grupo de comparação, n=7	Medidas de tratamento adoptadas: insuflação dos tubos auditivos, cateterização dos tubos auditivos com introdução de quimotripsina (grupos etários mais velhos); eletroforese endaural com lidase;

	dessensibilização, medicamentos absorvíveis por via sistémica; saneamento simultâneo do trato respiratório superior; Foram efectuadas 3 operações na cavidade nasal [septoplastia (grupo principal - 1, grupo de comparação - 0), vasotomia submucosa (grupo principal - 1, grupo de comparação - 1)]. Número de cursos de tratamento efectuados com um intervalo de 6 meses: grupo principal - 5,1±0,1, grupo de comparação - 5,1±0,2; Resultado do tratamento: melhoria clínica 20% e 80% - condição clinicamente estável em ambos os grupos. Em 7 (100%) doentes do grupo principal e em 4 doentes (57,1%) do grupo de comparação, tendo em conta a presença de uma deficiência auditiva socialmente significativa, foi efectuada uma prótese auditiva adequada. O resultado da reabilitação auditivo-falante: a melhoria clínica em ambos os grupos foi de 100%. Os pais das crianças com estabilização clínica da sua condição receberam recomendações para se submeterem a operações reconstrutivas de melhoria da audição ou a aparelhos auditivos.
Neurossensorial bilateral	Medidas de tratamento adoptadas: aparelho auditivo em geral
perda auditiva grupo principal, n=45 grupo de comparação, n=38	no grupo de comparação - 22 pacientes (monaural - 10, binaural - 12); aulas regulares de reabilitação auditivo-falante foram ministradas em conjunto com um defectologista (terapeuta da fala, professor de surdos); Os cursos de terapia medicamentosa de manutenção foram efectuados 1-2 vezes por ano. Tendo em conta a presença de uma deficiência auditiva socialmente significativa, 45 (100%) pacientes do grupo principal e 28 (71,1%) do grupo de comparação receberam proteção auditiva adequada. O resultado da reabilitação auditivo-falante: melhoria clínica: no grupo principal - 82,7%, no grupo de comparação -75,2%; sem alterações: no grupo principal - 17,3%, no grupo de comparação - 24,8%. Os pais de crianças com perda auditiva bilateral de quarto grau (com pouco efeito dos aparelhos auditivos e das

	medidas de reabilitação) e com surdez recebem recomendações para o implante coclear.

Resultados do tratamento complexo de crianças gémeas com doenças do nariz e dos seios paranasais.

Foi efectuado um tratamento complexo em 523 pacientes com doenças do nariz e dos seios paranasais. Destes, 432 doentes representaram o grupo principal e 91 o grupo de comparação. A maioria dos doentes apresentava uma combinação de várias unidades nosológicas, resultando num número total de 400, dos quais 234 pertenciam ao grupo principal e 166 ao grupo de comparação.

A Tabela 7.3 apresenta os resultados do tratamento de doentes com doenças do nariz e dos seios paranasais.

Table 3 **3**

Resultados do tratamento de pacientes com doenças do nariz e seios paranasais

Unidade nosológica, grupos	Medidas de tratamento adoptadas e respectivos resultados
Anomalia congénita do	Os pais receberam recomendações sobre
nariz externo grupo principal, n=7 grupo de comparação, n=0	cirurgia plástica reconstrutiva.
Deformação do nariz externo grupo principal, n=44 grupo de comparação, n=7	Foi efectuado um total de 27 cirurgias plásticas reconstrutivas (grupo principal - 24, grupo de comparação - 3). Resultado do tratamento: recuperação completa em 100% dos pacientes de ambos os grupos. Os pais de crianças da primeira infância e da primeira infância receberam recomendações para a realizarem numa idade mais avançada, e aqueles que se abstiveram de realizar a operação proposta - o mais rapidamente possível.
Fervura nasal grupo principal, n=33 grupo de comparação, n=6	Medidas de tratamento adoptadas: na presença de formação de abcessos - abertura e drenagem adequada do furúnculo; terapia antibacteriana sistémica e local; anticoagulante sistémico. terapia dessensibilizante e sintomática. Resultado do tratamento: recuperação completa de 100% dos pacientes em ambos os grupos.
Rinite aguda grupo principal, n=41 grupo de comparação, n=14	Medidas de tratamento adoptadas: antibacterianos vasoconstritores locais, anti-inflamatórios, terapia de irrigação (duches nasais, lavagem da cavidade nasal com Proutz, utilização de

	irrigadores), fisioterapia (UHF, terapia laser); terapia sistémica sintomática e antibacteriana (conforme indicado). Resultado do tratamento: recuperação completa de 100% dos pacientes em ambos os grupos.
Desvio do septo nasal grupo principal, n=187 grupo de comparação, n=39	Foi efectuado um total de 131 septoplastias (grupo principal - 112, grupo de comparação - 19). Resultado do tratamento: recuperação completa de 100% dos pacientes em ambos os grupos. Os pais de crianças da primeira infância e da primeira infância receberam recomendações para a realizarem numa idade mais avançada, e aqueles que se abstiveram de realizar a operação proposta - o mais rapidamente possível.
Pólipo do septo nasal com hemorragia Grupo principal, n=8 Grupo de comparação, n=1	Foi efectuado um total de 7 operações (grupo principal - 6, grupo de comparação - 1). Num doente, a formação foi "cauterizada" com uma solução de ácido tricloroacético a 30%. Resultado do tratamento: recuperação completa de 100% dos pacientes em ambos os grupos.
Atresia choaon grupo principal, n=4 grupo de comparação, n=0	Foram efectuadas 4 operações no total. Resultado do tratamento: recuperação completa em 100% dos pacientes.
Rinite catarral crónica grupo principal, n=216 grupo de comparação, n=31	Medidas de tratamento adoptadas: antibacterianos vasoconstritores locais, anti-inflamatórios, terapia de irrigação (duches nasais, lavagem da cavidade nasal com Proutz, utilização de irrigadores), fisioterapia (UHF, terapia laser); terapia sistémica sintomática, antibacteriana (segundo as indicações); saneamento simultâneo do trato urinário e da faringe; foram realizadas 48 operações na cavidade nasal e na faringe [adenotomia (grupo principal - 23, grupo de comparação - 4), septoplastia (grupo principal - 15, grupo de comparação - 8)]; em 16 doentes (grupo principal - 11, grupo de comparação - 5) foram realizadas duas operações em simultâneo. Resultado do tratamento: recuperação clínica de 86% dos pacientes no grupo principal e 79% no grupo de comparação; melhoria clínica: em 14% dos pacientes do grupo principal e em 21% do grupo de comparação.

Rinite hipertrófica crónica grupo principal, n=74 grupo de comparação, n=19	Foram efectuadas 81 operações [vasotomia submucosa (grupo principal - 34, grupo de comparação - 6), coagulação bipolar com o aparelho FOTEK (grupo principal - 15, grupo de comparação - 2); combinação de vasotomia submucosa e coagulação bipolar com o aparelho FOTEK (grupo principal - 20, grupo de comparação - 4)]; 16 pacientes (grupo principal - 12, grupo de comparação - 4) foram submetidos simultaneamente a cirurgia de septoplastia para curvatura concomitante do septo nasal. Resultado do tratamento: recuperação clínica de 100% dos pacientes em ambos os grupos. Foram utilizados fármacos glucocorticóides tópicos endonasais e eletroforese com uma solução de cloreto de cálcio a 10% em 12 doentes (que recusaram a cirurgia); fármacos dessensibilizantes e vaso-fortalecedores por via sistémica. Resultado do tratamento: melhoria clínica - 83,3% e 16,7% - sem alterações.
Rinite atrófica crónica grupo principal, n=78 grupo de comparação, n=21	Medidas de tratamento adoptadas: medicamentos localmente oleosos, anti-inflamatórios, antibacterianos, estimulantes da regeneração, terapia de irrigação (duches nasais, utilização de irrigadores), fisioterapia (UHF, irradiação ultravioleta, terapia laser); bioestimulantes, dessensibilizantes, medicamentos de reforço vascular por via sistémica; Resultado do tratamento:
	recuperação clínica 50%, melhoria clínica 50% dos pacientes em ambos os grupos.
Grupo principal de rinite vasomotora, n=63 comparação grupo, n=15	Primeira fase. Todos os 78 doentes de ambos os grupos foram submetidos a um curso de tratamento com um intervalo de 4-6 meses (4,5±0,6 cursos no total); foram utilizados fármacos glucocorticóides tópicos e eletroforese com uma solução de cloreto de cálcio a 10% por via endonasal; fármacos dessensibilizantes, vaso-fortalecedores e vegetativos por via sistémica; saneamento simultâneo do trato urinário e da faringe; Foram efectuadas 14 operações de septoplastia em simultâneo para a curvatura concomitante do septo nasal (grupo principal - 11, grupo de comparação - 3). Resultado do tratamento:

	recuperação clínica no grupo principal - 60,3%, no grupo de comparação - 53,3%); melhoria clínica no grupo principal - 39,7%, no grupo de comparação - 46,7%; Segunda fase. 19 doentes do grupo principal e 5 do grupo de comparação com o resultado de melhoria clínica foram submetidos a tratamento cirúrgico [vasotomia submucosa (grupo principal - 9, grupo de comparação - 1), coagulação bipolar com o aparelho FOTEK (grupo principal - 3, grupo de comparação - 1); combinação de vasotomia submucosa e coagulação bipolar com o aparelho FOTEK (grupo principal - 20, grupo de comparação - 4)]; drogas dessensibilizantes, vaso-fortalecedoras e vegetativas sistemicamente. Resultado do tratamento: recuperação clínica: 86% dos pacientes no grupo principal e 79% no grupo de comparação; melhoria clínica: 14% dos pacientes no grupo principal e 21% no grupo de comparação.
Rinite alérgica grupo principal, n=239 grupo de comparação, n=63	Todos os 302 doentes de ambos os grupos foram submetidos a uma terapia por etapas, de acordo com as recomendações da ARIA (total de 5,5±0,6 cursos em ambos os grupos); foram utilizados cromonas, medicamentos glucocorticóides tópicos, eletroforese com uma solução de cloreto de cálcio a 10% por via endonasal; medicamentos dessensibilizantes, vaso-fortalecedores e vegetativos por via sistémica; saneamento simultâneo da urina
	Foram efectuadas 27 operações de septoplastia em simultâneo para a curvatura concomitante do septo nasal (grupo principal - 21, grupo de comparação - 6). Resultado do tratamento: recuperação clínica no grupo principal - 62,8%, no grupo de comparação - 65,1%; melhoria clínica no grupo principal - 37,2%, no grupo de comparação - 34,9%.
Sicose do vestíbulo nasal grupo principal, n=6 grupo de comparação, n=1	Medidas de tratamento adoptadas: óleo local, anti-inflamatórios, antibacterianos, medicamentos que estimulam a regeneração, fisioterapia (UHF, UV, terapia laser); bioestimulantes, dessensibilizantes, medicamentos de

	reforço vascular por via sistémica; saneamento simultâneo das vias urinárias, da faringe e de outros órgãos. Resultado do tratamento: recuperação clínica - 83,4%, melhoria clínica - 16,6% dos doentes do grupo principal; recuperação clínica - 80,3%, melhoria clínica - 18,7% dos doentes do grupo de comparação.
Pólipo nasal grupo principal, n=9 grupo de comparação, n=0	No total, foram efectuadas 9 operações em doentes do grupo principal; após a operação, foram utilizados cursos de glucocorticóides tópicos endonasais (durante 4,5±0,2 meses); Resultado do tratamento: recuperação clínica no grupo principal - 72,8%, no grupo de comparação - 68,1%; melhoria clínica no grupo principal - 27,2%, no grupo de comparação - 31,9%.
Grupo principal Rhinolit, n=12 grupo de comparação, n=0	No total, foram efectuadas 12 operações em doentes do grupo principal. Resultado do tratamento: recuperação completa em 100% dos pacientes.
Rinossinusite aguda grupo principal, n=173 grupo de comparação, n=30	Medidas de tratamento adoptadas: antibacterianos vasoconstritores locais, anti-inflamatórios, terapia de irrigação [ducha nasal, lavagem da cavidade nasal de acordo com Proitz, utilização de irrigadores, sondagem, punção (na ausência de efeito de outros métodos, bem como na presença de um "bloqueio" da anastomose natural do seio afetado)], fisioterapia (UHF , terapia laser); sistémico sintomático, dessensibilizante, imunocorrector, antibacteriano (os dois últimos
	de acordo com as indicações) terapia. Resultado do tratamento: no grupo principal, recuperação completa -95,9%, melhoria clínica -4,1% dos doentes; no grupo de comparação, a recuperação completa foi 93,3%, a melhoria clínica foi de 6,7% dos doentes.
Rinossinusite crónica grupo principal, n=259 grupo de comparação, n=61	Formas exsudativas da doença: grupo principal n=199; grupo de comparação n=46. Primeira fase. Therapeutic measures taken: local vasoconstrictor

	antibacterial, anti-inflammatory drugs, irrigation therapy [nasal douche, lavage of the nasal cavity according to Proitz, use of irrigators, probing, puncture (in the absence of effect from other methods, as well as in the presence of a "block" of the natural anastomosis of the affected sinus)] fisioterapia (UHF, terapia laser); terapia sistémica sintomática, dessensibilizante, imunocorrectiva, antibacteriana (as duas últimas de acordo com as indicações); Foram efectuadas 46 operações na cavidade nasal e na faringe [adenotomia (grupo principal - 22, grupo de comparação - 3), septoplastia (grupo principal - 15, grupo de comparação - 8)]; em 16 doentes (grupo principal - 11, grupo de comparação - 5) foram efectuadas duas operações em simultâneo. Resultado do tratamento: no grupo principal, recuperação completa - 84%, melhoria clínica - 11% dos doentes, sem alterações - 5%; no grupo de comparação, a recuperação completa foi de 84%, a melhoria clínica foi de 10%, sem alterações foi de 6%. Segunda fase. Os doentes com o resultado sem alterações (no grupo principal 5%, no grupo de comparação 6%) foram submetidos a cirurgia poupada nos seios afectados. Resultado do tratamento: recuperação completa - 100% em ambos os grupos. Formas produtivas da doença: grupo principal n=60; grupo de comparação n=15. Grupo principal. Em 12 doentes com uma combinação de formas purulentas e parietais-hiperplásicas de inflamação crónica, como resultado de uma terapia conservadora (realizada de forma semelhante ao regime de tratamento para a inflamação exsudativa
	), foi alcançada uma remissão estável. Quarenta e oito doentes foram submetidos a uma cirurgia poupadora na cavidade nasal e nos seios paranasais afectados, quer primariamente quer devido à falta de efeito da terapia conservadora. Dos doentes submetidos a tratamento cirúrgico: - 14 doentes apresentavam uma forma de polipose. Destes, 5 estão na forma isolada, 5 estão em combinação com a

	forma exsudativa (purulenta, mucosa purulenta) e 5 estão com a forma hiperplásica parietal. - 28 doentes apresentavam uma forma hiperplásica parietal. Destes, 23 estão em combinação com a forma exsudativa (purulenta, mucosa purulenta) e 5 com a forma poliposa. Grupo de comparação. Em 2 doentes com uma combinação de formas purulentas e parietal-hiperplásicas de inflamação crónica, como resultado de uma terapia conservadora (realizada de forma semelhante ao regime de tratamento para a forma exsudativa), foi alcançada uma remissão estável. Em 13 doentes, quer primariamente, quer devido à falta de efeito da terapia conservadora, foram realizadas operações suaves na cavidade nasal e nos seios nasais afectados. Dos doentes submetidos a tratamento cirúrgico: - 3 doentes apresentavam uma forma de polipose. Destes, 1 apresenta-se na forma isolada, 1 apresenta-se na forma exsudativa (purulenta, mucosa purulenta) e 1 apresenta-se na forma hiperplásica parietal. Em 10 doentes havia uma forma hiperplásica parietal. Destes, 9 estão em combinação com a forma exsudativa (purulenta, mucosa purulenta) e 1 com a forma poliposa. Resultado do tratamento cirúrgico: no grupo principal, recuperação completa -95,9%, melhoria clínica -4,1% dos doentes; no grupo de comparação, a recuperação completa foi de 93,3%, a melhoria clínica foi de 6,7% dos doentes.
Osteoma do seio frontal grupo principal, n=2 grupo de comparação, n=1	No total, foram efectuadas 3 operações em doentes de ambos os grupos. Resultado do tratamento: recuperação completa em 100% dos doentes de ambos os grupos.

Resultados do tratamento complexo de crianças gémeas com doenças da faringe.

O desenvolvimento incluiu 272 pacientes com patologia faríngea, dos quais: 193 no grupo principal e 79 no grupo de comparação.

Table 4 4 apresenta os resultados do tratamento de doentes com doenças do nariz e dos seios paranasais.

Quadro 7.4

Resultados do tratamento de doentes com doenças da faringe

Tipo de patologia	Medidas de tratamento adoptadas e respectivos resultados
Adenoidite aguda grupo principal, n=47 grupo de comparação, n=17	Medidas de tratamento adoptadas: antibacterianos vasoconstritores locais, anti-inflamatórios sob a forma de spray e/ou gotas, terapia de irrigação (duches nasais, lavagem da cavidade nasofaríngea segundo Külev, nariz segundo Proutz, utilização de irrigadores), fisioterapia (UHF, irradiação ultravioleta, terapia laser); terapia sistémica sintomática e antibacteriana (conforme indicado). Resultado do tratamento: recuperação completa - em 100% dos doentes de ambos os grupos.
Faringite aguda grupo principal, n=119 grupo de comparação, n=47	Medidas de tratamento adoptadas: antibacterianos locais, anti-inflamatórios sob a forma de spray e/ou lubrificação e/ou enxaguamento, inalação, terapia de irrigação (enxaguamento da cavidade nasofaríngea de acordo com Külev), fisioterapia (UHF, irradiação ultravioleta, terapia laser); terapia sistémica sintomática e antibacteriana (conforme indicado). Resultado do tratamento: recuperação completa - em 100% dos doentes de ambos os grupos.
Angina grupo principal, n=100 grupo de comparação, n=39	Medidas de tratamento adoptadas: antibacterianos locais, anti-inflamatórios sob a forma de spray e/ou de enxaguamento, inalação, fisioterapia (UHF, irradiação ultravioleta, terapia laser); terapia sistémica sintomática, antibacteriana, de desintoxicação. Resultado do tratamento: recuperação completa em 100% dos pacientes de ambos os grupos.
Paratonsilite grupo principal, n=26 grupo de comparação, n=9	Medidas de tratamento adoptadas: antibacterianos locais, anti-inflamatórios sob a forma de pulverização e/ou enxaguamento e/ou inalação, fisioterapia (UHF, irradiação ultravioleta, terapia laser); terapia sistémica sintomática, antibacteriana e de desintoxicação. Em 14 pacientes do grupo principal e em 4 do grupo de comparação com abscesso peritonsilar (todos com localização ântero-superior), o abscesso foi aberto com

	urgência sob anestesia local. Resultado do tratamento: recuperação completa em 100% dos doentes de ambos os grupos.
Abcesso retrofaríngeo grupo principal, n=6 grupo de comparação, n=2	Medidas de tratamento tomadas: a abertura local e a drenagem do abcesso foram efectuadas numa base de emergência sob anestesia por intubação; sintomático sistémico, antibacteriano, descongestionante (glucocorticóides, anti-histamínicos, diuréticos), terapia de desintoxicação. Resultado do tratamento: recuperação completa em 100% dos doentes de ambos os grupos.
Queimadura da garganta grupo principal, n=5 grupo de comparação, n=1	Medidas de tratamento adoptadas: antibacterianos locais, anti-inflamatórios sob a forma de lubrificação, inalação; sintomáticos sistémicos, antibacterianos, descongestionante (glucocorticóides, anti-histamínicos, diuréticos), terapia de desintoxicação. Resultado do tratamento: recuperação completa em 100% dos doentes de ambos os grupos.
Corpo estranho grupo principal, n=2 grupo de comparação, n=1	Medidas de tratamento adoptadas: O corpo estranho foi removido localmente numa base de emergência sob anestesia local. Resultado do tratamento: recuperação completa - em 100% dos doentes de ambos os grupos.
Vegetações adenóides grupo principal, n=94 grupo de comparação, n=38	Medidas de tratamento adoptadas: Grupo principal. Dos 23 doentes com vegetações adenóides de grau I, 11 receberam tratamento conservador e 12 foram submetidos a tratamento cirúrgico. Para as vegetações adenóides de grau II (42 doentes em
	total), o tratamento cirúrgico foi efectuado em 39 casos e a terapia conservadora em 4 casos. Todos os 29 doentes com vegetações adenóides de grau III foram submetidos a tratamento cirúrgico. Tratamento cirúrgico - a adenotomia foi efectuada como planeado, sob anestesia local em 24 doentes e em 64 doentes - sob anestesia por intubação.

	Grupo de comparação. Para as vegetações adenóides de grau I (14 doentes no total), foi efectuado tratamento cirúrgico em 4 casos e terapia conservadora em 10 casos. Dos 14 pacientes com vegetações adenóides de grau II, 12 foram submetidos a tratamento cirúrgico e 2 receberam terapia conservadora. Todos os 10 doentes com vegetações adenóides de grau III foram submetidos a tratamento cirúrgico. O tratamento cirúrgico - adenotomia - foi efectuado em todos os 106 doentes como planeado, dos quais 9 estavam sob anestesia local e 95 sob anestesia por intubação. Resultado do tratamento: no grupo principal, recuperação completa - 95,9%, melhoria clínica - 4,1% dos doentes; no grupo de comparação, a recuperação completa foi de 93,3%, a melhoria clínica foi de 6,7% dos doentes.
Angiofiboma juvenil da nasofaringe grupo principal, n=42 grupo de comparação, n=0	Medidas de tratamento adoptadas: A remoção local do tumor foi efectuada de forma planeada sob anestesia por intubação; terapia sistémica sintomática, antibacteriana, hemostática, descongestionante (glucocorticóides, anti-histamínicos), reposição do volume sanguíneo. Resultado do tratamento: recuperação completa em 100% dos pacientes.
Faringite catarral crónica grupo principal, n=90 grupo de comparação, n=40	Medidas de tratamento adoptadas: antibacterianos locais, anti-inflamatórios sob a forma de spray e/ou lubrificação e/ou enxaguamento, inalação, terapia de irrigação (enxaguamento da cavidade nasofaríngea de acordo com Külev), fisioterapia (UHF, irradiação ultravioleta, terapia laser); saneamento simultâneo do nariz, dos seios paranasais e da nasofaringe; Foram efectuadas 6 operações na cavidade nasal e na faringe [adenotomia (grupo principal - 1, grupo de comparação - 0), septoplastia (grupo principal - 2, grupo de comparação - 3)
	grupo - 1), vasotomia submucosa (grupo principal - 1, grupo de comparação - 1)] ; terapia sistémica sintomática e antibacteriana (conforme indicado). Resultado do tratamento:

	recuperação clínica em 86% dos pacientes do grupo principal e em 79% do grupo de comparação; melhoria clínica em 14% dos doentes do grupo principal e em 21% do grupo de comparação.
Faringite hipertrófica crónica grupo principal, n=38 grupo de comparação, n=17	Medidas de tratamento adoptadas: antibacterianos locais, anti-inflamatórios sob a forma de spray e/ou lubrificação e/ou enxaguamento, inalação, terapia de irrigação (enxaguamento da cavidade nasofaríngea de acordo com Külev), fisioterapia (UHF, irradiação ultravioleta , terapia laser); na ausência de efeito da terapia medicamentosa, 13 pacientes do grupo principal e 6 pacientes do grupo de comparação foram submetidos a cauterização das áreas de hipertrofia com uma solução de ácido tricloroacético a 30%; saneamento simultâneo do nariz, seios paranasais, nasofaringe; Foram efectuadas 6 operações na cavidade nasal e na faringe [adenotomia (grupo principal - 1, grupo de comparação - 0), septoplastia (grupo principal - 2, grupo de comparação - 1), vasotomia submucosa (grupo principal - 1, grupo de comparação - 1)]; terapia sistémica sintomática e antibacteriana (conforme indicado). Resultado do tratamento: recuperação clínica em 79% dos pacientes do grupo principal e 77% dos pacientes do grupo de comparação; observou-se uma melhoria clínica em 21% dos doentes do grupo principal e em 23% do grupo de comparação.
Faringite atrófica crónica grupo principal, n=9 grupo de comparação, n=2	Medidas de tratamento adoptadas: preparações localmente oleosas, anti-inflamatórias, antibacterianas, estimulantes da regeneração, de pulverização e/ou lubrificação e/ou enxaguamento, inalação, terapia de irrigação (enxaguamento da cavidade nasofaríngea segundo Külev), fisioterapia (UHF, irradiação ultravioleta, terapia laser); bioestimulantes, dessensibilizantes, medicamentos de reforço vascular por via sistémica;
	Resultado do tratamento: recuperação clínica 50%, melhoria clínica 50% dos pacientes em ambos os grupos.
Amigdalite crónica grupo principal, n=82 grupo de	Forma simples e forma tóxico-alérgica de grau I. Tratamento conservador:

comparação, n=39	meios locais que têm um efeito higienizante nas amígdalas palatinas e nos seus gânglios linfáticos regionais - lavagem das lacunas das amígdalas palatinas e gargarejos com anti-sépticos (curso - 7-15 sessões, 2-4 cursos são efectuados por ano, 8-12 cursos no total), antibacterianos, anti-inflamatórios sob a forma de spray e/ou lubrificante e/ou enxaguamento; fisioterapia (UHF, irradiação ultravioleta, terapia laser, terapia magnética); por via sistémica - meios que contribuem para aumentar a resistência natural do organismo e os efeitos reflexos, medicamentos hipossensibilizantes, imunocorretores (segundo as indicações); a observação do dispensário continua durante 3 anos após o último tratamento. O resultado de um tratamento conservador: forma simples - recuperação clínica em 92% dos doentes do grupo principal e 88% no grupo de comparação. forma tóxico-alérgica de primeiro grau - recuperação clínica em 73% dos doentes do grupo principal e 68% no grupo de comparação. No caso de uma forma simples e de uma forma tóxico-alérgica de grau I, o tratamento conservador foi considerado ineficaz: de acordo com uma avaliação preliminar, os sinais locais e gerais iniciais da doença não se alteraram significativamente na forma simples após 3-4 cursos de tratamento, na forma tóxico-alérgica de grau I - após 1-2 cursos de tratamento; se, após 6 tratamentos, persistirem os sinais locais de amigdalite crónica e as recidivas de amigdalite continuarem. Cirurgia: no grupo principal, 8% dos pacientes com uma forma simples e 27% com uma forma tóxico-alérgica de primeiro grau, no grupo de comparação - 5 e 32%, respetivamente, foram submetidos a tratamento cirúrgico (amigdalectomia bilateral conforme planeado sob anestesia local - 36% e 64% - anestesia por intubação) ; Resultado do tratamento: recuperação completa de 100% dos pacientes em ambos os
	grupos após seguimento de 6 meses após a cirurgia -

	amigdalectomia bilateral. Para a forma tóxico-alérgica de grau II, apenas foi efectuado tratamento cirúrgico.
Hipertrofia das amígdalas palatinas grupo principal, n=81 grupo de comparação, n=33	Todos os doentes de ambos os grupos foram submetidos a tratamento cirúrgico - amigdalectomia bilateral - como planeado, sob anestesia local - 32% e 68% - anestesia por intubação. Resultado do tratamento: recuperação completa de 100% dos doentes em ambos os grupos após seguimento de 6 meses após a cirurgia - amigdalectomia bilateral.

Resultados do tratamento complexo de crianças gémeas com doenças da laringe.

Foram identificadas doenças da laringe em 50 doentes (grupo principal - 38, grupo de comparação - 12) e todos eles receberam tratamento complexo.
Table 5 5 apresenta os resultados do tratamento de doentes com doenças do nariz e dos seios paranasais.

Quadro 7.5

Resultados do tratamento de doentes com doenças da faringe

Tipo de patologia	Medidas de tratamento adoptadas e respectivos resultados
Laringite subglótica grupo principal, n=5 grupo de comparação, n=1	Medidas de tratamento adoptadas: antibacterianos locais, anti-inflamatórios sob a forma de spray e/ou inalação, fisioterapia (UHF, terapia laser); sintomática sistémica, distractiva, descongestionante (glucocorticóides, anti-histamínicos, diuréticos - conforme indicado), terapia antibacteriana (conforme indicado), oxigénio humidificado (conforme indicado). Resultado do tratamento: recuperação completa de 100% dos pacientes em ambos os grupos.
Laringite catarral aguda grupo principal, n=7 grupo de comparação, n=3	Medidas de tratamento adoptadas: antibacterianos locais, anti-inflamatórios sob a forma de spray e/ou inalação, fisioterapia (UHF, terapia laser); sintomático sistémico, distrativo, descongestionante (glucocorticóides, anti-histamínicos, diuréticos - conforme indicado), terapia antibacteriana (conforme indicado), oxigénio humidificado
	(conforme indicado). Resultado do tratamento: recuperação completa de 100% dos pacientes em ambos os grupos.
Laringotraqueíte	Medidas de tratamento adoptadas:

estenosante aguda grupo principal, n=10 grupo de comparação, n=4	antibacterianos locais, anti-inflamatórios sob a forma de spray e/ou inalação, fisioterapia (UHF, terapia laser); 1 doente do grupo principal foi submetido a intubação traqueal prolongada durante um período de 4 dias; sintomática sistémica, distractiva, descongestionante (glucocorticóides, anti-histamínicos, diuréticos - conforme indicado), terapia antibacteriana (conforme indicado), oxigénio humidificado (conforme indicado). Resultado do tratamento: recuperação completa de 100% dos pacientes em ambos os grupos.
Queimadura da epiglote grupo principal, n=2 grupo de comparação, n=0	Medidas de tratamento adoptadas: antibacterianos locais, anti-inflamatórios sob a forma de spray e/ou inalação; sistémicos sintomáticos, distractivos, descongestionantes (glucocorticóides, anti-histamínicos, diuréticos - conforme indicado), terapia antibacteriana (conforme indicado), oxigénio humidificado (conforme indicado). Tratamento resultado: recuperação completa em 100% dos pacientes.
Laringite catarral crónica grupo principal, n=3 grupo de comparação, n=1	Medidas de tratamento adoptadas: anti-inflamatórios locais, medicamentos antibacterianos sob a forma de spray e/ou inalação e/ou infusão, fisioterapia (UHF, irradiação ultravioleta, terapia laser); bioestimulantes, dessensibilizantes, reforço vascular medicamentos por via sistémica; Resultado do tratamento: recuperação clínica em 50% dos pacientes, melhoria clínica em 50% dos pacientes.
Laringite hipertrófica crónica grupo principal, n=2 grupo de comparação, n=1	Medidas de tratamento adoptadas: anti-inflamatórios locais sob a forma de spray e/ou inalação e/ou infusão, fisioterapia (UHF, radiação ultravioleta, terapia laser); medicamentos dessensibilizantes e de reforço vascular por via sistémica; na ausência de efeito da terapêutica medicamentosa, um doente do grupo principal foi submetido a cauterização da área hipertrófica no espaço interaritenóideo com uma solução a 30% de ácido tricloroacético; Resultado do tratamento: melhoria clínica em 100% dos doentes.
Atrófica crónica	Medidas de tratamento adoptadas:
laringite grupo principal, n=2	medicamentos localmente oleosos, anti-inflamatórios, antibacterianos sob a forma de spray e/ou inalação e/ou

grupo de comparação, n=0	infusão, fisioterapia (UHF, irradiação ultravioleta, terapia laser); bioestimulantes, dessensibilizantes, reforço vascular medicamentos por via sistémica; Resultado do tratamento: recuperação clínica 50%, melhoria clínica 50% dos pacientes.
Nódulos de pregas vocais verdadeiras grupo principal, n=4 grupo de comparação, n=1	No total, foram efectuadas 5 operações em doentes de ambos os grupos. Resultado do tratamento: recuperação completa de 100% dos pacientes em ambos os grupos.
Papilomatose laríngea grupo principal, n=3 grupo de comparação, n=1	Medidas de tratamento adoptadas: medicamentos locais antivirais, anti-inflamatórios, antibacterianos sob a forma de spray e/ou inalação e/ou infusão, fisioterapia (eletroforese, terapia laser); Todos eles tiveram papilomas removidos mais do que uma vez (de 1 a 6 vezes); medicamentos antivirais, dessensibilizantes e de reforço vascular por via sistémica; Resultado do tratamento: melhoria clínica em 100% dos doentes de ambos os grupos.

Os resultados do tratamento dos pacientes indicam que:

- A avaliação da eficácia do tratamento para a maioria das doenças do órgão auditivo não revelou diferenças estatisticamente significativas nos resultados do grupo principal e do grupo de comparação;
- Além disso, para a otite média crónica, a eficácia do tratamento no grupo principal foi superior à do grupo de comparação ($P>0,05$);
- o resultado da reabilitação auditivo-falada para doenças crónicas do órgão auditivo, que ocorrem com deficiência auditiva socialmente significativa, foi igualmente eficaz em ambos os grupos;
- é de salientar que no grupo principal, para todas as nosologias, um maior número de doentes recebeu aparelhos auditivos devido à motivação dos pais para reduzir a diferença social entre o doente e o gémeo saudável;
- nos grupos comparados, o resultado do tratamento de todas as doenças do nariz e dos seios paranasais não teve uma diferença estatisticamente significativa;
- o resultado do tratamento das doenças da faringe foi idêntico no grupo principal e no grupo de comparação;
- A comparação da eficácia do tratamento das doenças da laringe não revelou uma diferença estatisticamente significativa nos dois grupos.

Em termos gerais, os resultados do tratamento de todas as doenças dos órgãos ORL em gémeos doentes e não gémeos foram os seguintes: recuperação clínica em 62,6% e 58,3% dos doentes, respetivamente, melhoria clínica em 30,8% e 31,9%, condição clínica estável em 6. 4% e 9,8%, respetivamente.

Assim, os resultados obtidos indicam a necessidade de uma abordagem integrada na organização e condução do tratamento das doenças dos órgãos ORL em gémeos.

CAPÍTULO VIII

CARACTERÍSTICAS MORFOLÓGICAS DOS TECIDOS DAS TECIDOS DAS AMÍGDALAS FARÍNGEA E PALATINA EM GÉMEOS COM AMIGDALITE CRÓNICA E VEGETAÇÕES ADENÓIDES

Foi efectuado um estudo morfológico de um total de 76 amígdalas palatinas, das quais: 51 amígdalas palatinas de gémeos e 24 de não gémeos. Os resultados foram obtidos durante uma amigdalectomia realizada por amigdalite crónica, na 1ª criança com amígdalas saudáveis no momento da autópsia. 3 gémeos tiveram uma forma simples, 14 tiveram uma forma tóxico-alérgica de I grau e 34 tiveram uma forma tóxico-alérgica de II grau de amigdalite crónica. 2 não gémeos tinham uma forma simples, 12 tinham uma forma tóxico-alérgica de I grau e 10 tinham uma forma tóxico-alérgica de II grau de amigdalite crónica.

As amígdalas palatinas estão localizadas entre as arcadas anterior e posterior, num espaço chamado "nicho das amígdalas palatinas". A forma da amígdala palatina é maioritariamente oval ou redonda, mas por vezes são encontradas formas oblongas e lobulares. O tamanho é determinado pela quantidade de protrusão do órgão na fossa tonsilar. As amígdalas palatinas podem ser vistas quando a boca está bem aberta. Estão localizadas nos nichos amigdalianos entre os arcos palatinos. A superfície livre está direcionada para a faringe, a parte restante está firmemente ligada à superfície da faringe. Este tipo de amígdalas caracteriza-se pelo seu maior tamanho.

As amígdalas palatinas distinguem-se entre as superfícies faríngea (interna) e lateral (externa), e os seus pólos superior e inferior.

Cada amígdala contém 10-20 depressões profundamente penetrantes, revestidas por epitélio, conhecidas como criptas. O lúmen das criptas contém células epiteliais descamadas, linfócitos vivos e mortos. O epitélio tegumentar das amígdalas está em contacto com o tecido linfoide numa grande área. As criptas estão mais desenvolvidas na área do pólo superior das amígdalas.

Na superfície lateral existe uma pseudocápsula (cápsula falsa) - uma membrana de tecido conjuntivo fibroso denso, cuja espessura varia de 0,8 a 1,2 mm (em média -1,0 mm). A pseudocápsula é formada pela intersecção das placas da fáscia cervical. Entre a parede lateral da faringe e a pseudocápsula da amígdala existe tecido peritonsilar, que é mais desenvolvido no pólo superior da amígdala palatina. A pseudocápsula está ausente no pólo inferior e na superfície faríngea da amígdala.

Na superfície lateral, também se distinguem as trabéculas: o local onde as fibras do tecido conjuntivo se estendem da pseudocápsula para a espessura das amígdalas e formam uma rede densamente enrolada e os folículos no parênquima das amígdalas, onde os linfócitos com células plasmáticas formam uma acumulação esférica.

Na zona do pólo superior (no nicho amigdalino) existe um seio de forma triangular no qual se localizam formações linfóides. A grande profundidade e a tortuosidade das criptas no pólo superior contribuem frequentemente para a ocorrência de um processo inflamatório e de focos de infeção purulenta latente. A artéria carótida interna encontra-se a uma distância de cerca de 2,8 cm do pólo superior da amígdala e a artéria carótida externa a cerca de 4,0 cm.

Histologicamente, a amígdala palatina contém normalmente tecido linfoide difuso e nódulos linfóides localizados sob o epitélio escamoso estratificado, que em muitas áreas está tão densamente infiltrado com linfócitos que é difícil de distinguir (Fig. 8.1 e Fig. 8.2).

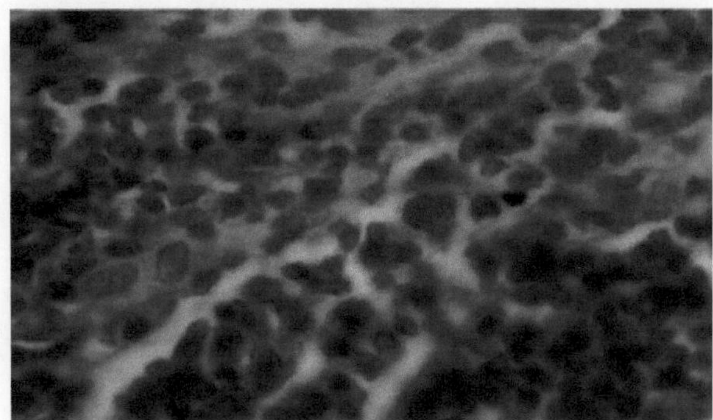

Pic. 8.1. A microfotografia da amígdala palatina é normal.
M.P., 7 anos de idade, sem patologia das amígdalas palatinas, morreu em consequência de
OTBI.

Acumulação de linfócitos no centro do nódulo. Coloração com hematoxilina-eosina coloração. Ampliação aprox. 10x vol.90.

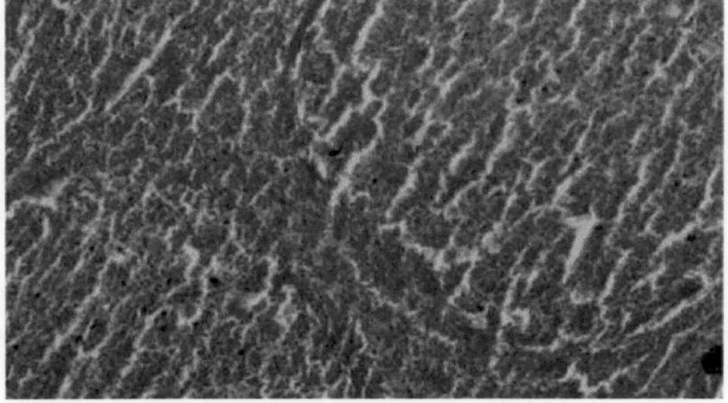

Pic. 8.1. A microfotografia da amígdala palatina é normal.
M.P., 7 anos de idade, sem patologia das amígdalas palatinas, faleceu em consequência de
OTBI.

Nódulos linfóides com centros germinais.

Septos de tecido conjuntivo entre os nódulos linfóides. Coloração com hematoxilina-eosina. Ampliação aprox. 10x vol.10.

O tecido linfoide nessas amígdalas forma uma camada que contém linfócitos livres e nódulos linfóides, geralmente com centros germinativos (Fig. 8.3).

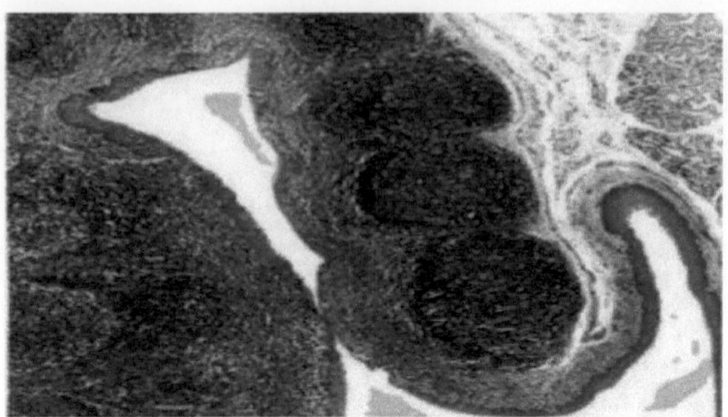

Pic. 8.3. A microfotografia da amígdala palatina é normal.
M.P., 7 anos de idade, sem patologia das amígdalas palatinas, morreu em consequência de
OTBI.
A cripta da amígdala, o lúmen é livre. Nódulos linfóides com centros germinativos germinativos. Coloração com hematoxilina-eosina.
Ampliação aprox. 10x vol.10.

Nas preparações histológicas das amígdalas palatinas de pacientes com uma forma simples de amigdalite crónica, o tecido linfoide difuso predominou na sua estrutura, os folículos eram principalmente médios e pequenos. Ocasionalmente, foram observados folículos grandes, únicos e escassamente localizados, rodeados por tecido linfoide difuso com esclerose intersticial. A maioria das criptas é do tipo fenda. Os contornos de cada centro germinativo parecem esbatidos devido à penetração de linfócitos da zona do manto na zona clara do centro. As trabéculas estão dilatadas e infiltradas com linfócitos. Infiltrados focais na cápsula e nos tecidos peritonsilares (Fig. 8.4).

Nas preparações histológicas das amígdalas palatinas de doentes com formas tóxico-alérgicas do primeiro grau de amigdalite crónica, a par das alterações identificadas na forma simples da doença, verificou-se também o seguinte: epitélio luminal tegumentar com sintomas de acantose, infiltrado com um pequeno número de linfócitos e leucócitos segmentados. Verificou-se um inchaço do epitélio luminal com fenómenos de desmólise da camada suprabasal de células e a formação de quistos e bolhas intra-epiteliais (Fig. 8.5).

Nas preparações histológicas das amígdalas palatinas de doentes com formas tóxico-alérgicas do segundo grau de amigdalite crónica, foram reveladas as alterações morfométricas mais pronunciadas nos tecidos das amígdalas palatinas. Juntamente com as alterações estruturais acima descritas, o espessamento e a compactação da cápsula e das trabéculas, a proliferação de tecido conjuntivo à volta das criptas e ao longo dos vasos (fibrose), o polimorfismo dos nódulos linfóides, um aumento do seu número (são frequentemente colocados em duas filas), tamanho (2 vezes ou mais - hiperplasia de 10% dos nódulos), deformação (mudança de redondo para oval) com uma diminuição simultânea do número de elementos linfóides e proliferação (supressão da imunopoiese), especialmente em nódulos grandes com centros germinais soltos (Fig.

8.6).

Algumas preparações histológicas revelaram focos de necrose de vários tamanhos na espessura do tecido linfoide.

Ao comparar as alterações morfológicas em preparações histológicas das amígdalas palatinas de gémeos doentes e não gémeos, independentemente da forma da doença, não foram identificadas diferenças significativas nos parâmetros morfométricos.

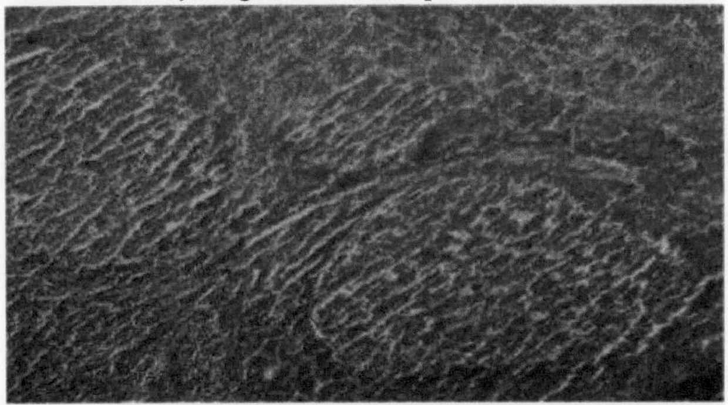

Pic. 8.4. Microfoto da amígdala palatina numa forma simples de amigdalite crónica. Paciente Z.T., 9 anos de idade.

Espessamento da cápsula na zona da cripta. Nódulos linfóides inchados. Nódulos com um centro germinativo.

Coloração com hematoxilina-eosina. Ampliação aprox. 10x vol.10.

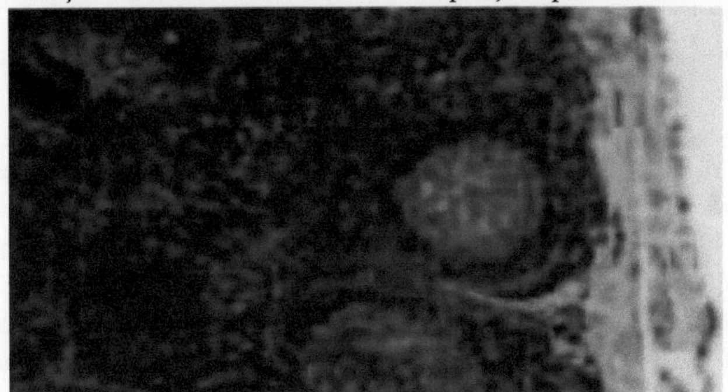

Pic. 8.5. Microfoto da amígdala palatina na forma tóxico-alérgica de amigdalite crónica de grau I. Paciente K.S., 8 anos de idade.

Espessamento dos septos de tecido conjuntivo entre os nódulos linfóides. Coloração com hematoxilina-eosina. Ampliação aprox. 10x vol.10.

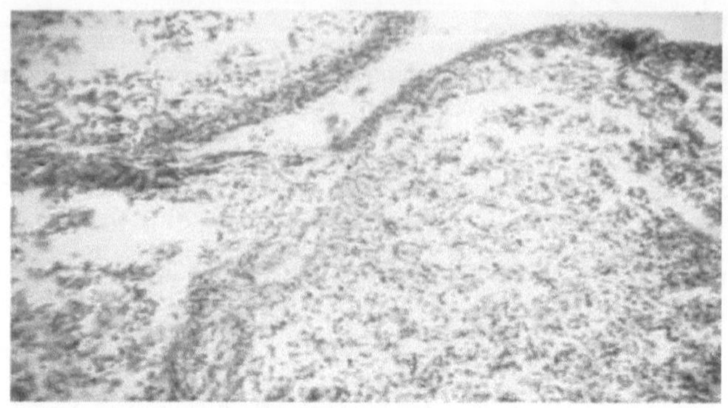

Pic. 8.6. Microfotografia da amígdala palatina na forma tóxico-alérgica de amigdalite crónica de II grau de amigdalite crónica. Paciente U.A., 14 anos de idade.

Espessamento da cápsula na zona da cripta.

Uma imagem desfocada do centro germinal.

Coloração com hematoxilina-eosina. Ampliação aprox. 10x vol.10.

A amígdala faríngea (nasofaríngea) não é pareada e está localizada na parte superior posterior da faringe. A principal função da amígdala faríngea é a indução de uma resposta imunitária. Esta função é mais ativa na idade de 3-7 anos e, a partir da puberdade, diminui. A este respeito, está geralmente bem desenvolvida na infância; na maioria dos casos, a partir dos 10-12 anos, começa a diminuir de tamanho. Entre os 16 e os 18 anos de idade, apenas restam normalmente pequenos vestígios de tecido linfadenóide e, nos adultos, ocorre normalmente uma atrofia completa.

A hipertrofia das amígdalas palatinas (vegetações adenóides) é uma massa semelhante a um tumor de cor rosa pálido, localizada numa base larga na abóbada da faringe. Com a sua superfície irregular, assemelham-se por vezes a uma crista de galo. Para além do volume da amígdala, as formações laterais que surgem como resultado da hipertrofia do aparelho folicular da mucosa faríngea são de grande importância; preenchem frequentemente as bolsas faríngeas e as bocas dos tubos auditivos. Nas crianças, no início do desenvolvimento, os adenóides têm geralmente uma consistência mole e pastosa. Com a idade e como resultado de inflamações repetidas, começa a atrofia do tecido linfoide e, consequentemente, o tecido conjuntivo começa a crescer, tornando-se gradualmente mais denso e diminuindo de volume. Ao mesmo tempo, a sua cor muda - de vermelho para rosa pálido ou cinzento-rosa. O exame histológico das adenóides removidas revela frequentemente sinais de inflamação no tecido linfoide.

Existem três graus de hipertrofia das amígdalas faríngeas: I grau - a adenoide cobre a parte superior do vômer, II grau - os dois terços superiores do vômer e III grau - grandes adenóides cobrindo o vômer quase total ou totalmente.

Realizámos um estudo morfológico de um total de 106 amígdalas faríngeas, das quais: 80 em gémeos e 26 em não-gémeos. Os resultados foram obtidos durante a adenotomia efectuada para vegetações adenóides de diferentes graus. 12 gémeos apresentavam vegetações adenóides de grau I, 39 de grau II e 29 de grau III. 4 não gémeos tinham grau I, 12 tinham grau II, e 10 tinham vegetações adenóides de grau III.

A espessura da tonsila faríngea hipertrofiada variava de 10 a 21 mm, em média - 11,2 ± 0,16 mm, a largura variava de 16,0 mm a 29,0 mm, em média - 20,1 ± 0,31 mm, e o comprimento variava de 22 a 43 mm, em média -32,2 ± 0,55 mm. Os espaços entre as cristas tinham um aspeto retilíneo, paralelos entre si ou convergindo posteriormente, ao longo da periferia eram arqueados sob a forma de sulcos. O sulco mais profundo, localizado na linha média, termina posteriormente com uma depressão chamada bursa faríngea.

Com a hipertrofia da amígdala nasofaríngea, o epitélio de revestimento do tipo respiratório, não queratinizante, plano, prismático multicamadas, ciliado, espessado, edematoso. Algumas células estão deformadas ou destruídas e, em alguns locais, há um descolamento da membrana basal. Os elementos linfóides são representados por tecido linfoide folicular e difuso; os folículos estão sombreados e as suas zonas periféricas infiltradas com elementos linfóides estão pouco expressas. Devido a este facto, as zonas periféricas dos folículos fundem-se com as zonas centrais e com o resto do tecido linfoide. A tonsila faríngea não contém criptas e a sua cápsula é mais fina do que a cápsula das tonsilas palatinas (Fig. 8.7).

Os folículos estão localizados numa fila sob a camada epitelial entre tecido linfoide difuso e parafolicular densamente compactado e têm polaridade: o seu pólo superior está sempre virado para o epitélio tegumentar ou lacunar. a camada vascular e a adventícia. O estroma é constituído por tecido conjuntivo reticular. Em muitas zonas, o epitélio está infiltrado por linfócitos e leucócitos granulares - granulócitos (Fig. 8.8 e 9.9).

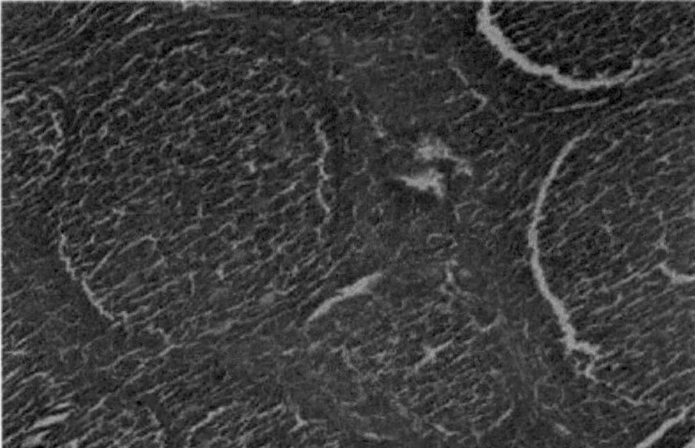

Pic. 8.7. Microfotografia da amígdala faríngea.

Doente Kh.Kh., 7 anos de idade, vegetações adenóides, estádio III.

Espessamento dos septos do tecido conjuntivo entre os nódulos linfóides. Os vasos estão cheios de sangue.

Coloração com hematoxilina-eosina. Ampliação aprox. 10x vol.10.

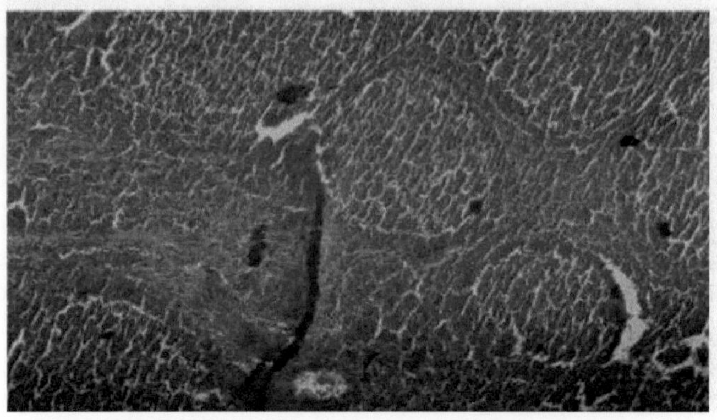

Pic. 8.8. Microfotografia da amígdala faríngea.

Doente Zh.T., 7 anos de idade, vegetações adenóides, estádio III.

Os nódulos linfóides estão separados uns dos outros por septos de tecido conjuntivo. A arteríola é de sangue total e contém elementos formados de sangue no seu lúmen. Coloração com hematoxilina-eosina. Ampliação aprox. 10x vol. 40.

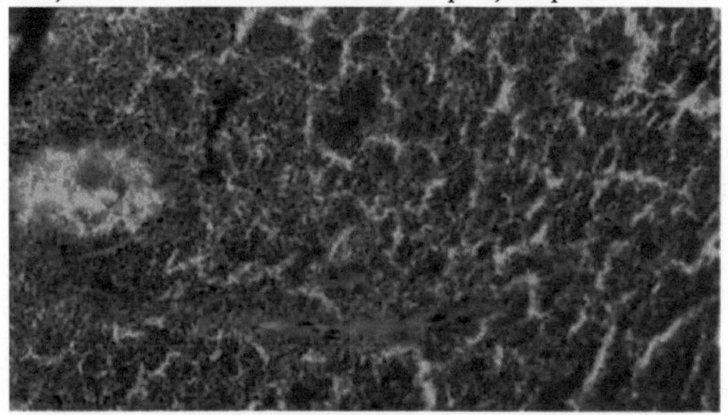

Foto. No. 8.9. Microfoto da amígdala faríngea.

Doente Sh.G., 6 anos de idade, vegetações adenóides, estádio III.

Edema, infiltração dos tecidos interfoliculares e congestão vascular. Infiltração do estroma com linfócitos e leucócitos granulares. Coloração com hematoxilina-eosina. Ampliação aprox. 10x vol.10.

Ao comparar os dados morfológicos de gémeos doentes e não gémeos, independentemente do grau da doença, não foram encontradas diferenças.

Pólipo nasal - uma formação que ocorre como resultado da proliferação da mucosa nasal inflamada ou dos seios paranasais. Muitas vezes, o pólipo consiste predominantemente em tecido edematoso infiltrado com eosinófilos. Com base na sua prevalência, é feita uma distinção entre polipose solitária e generalizada (difusa). Com base na estrutura morfológica, distinguem-se: formas edematosas, fibro-inflamatórias, glandulares e atípicas.

Foi realizado um estudo morfológico de 17 pólipos nasais, dos quais 14 eram gémeos e

3 não gémeos. Os resultados foram obtidos durante uma cirurgia de rinossinusite poliposa.

Em todas as preparações histológicas estudadas, o estroma do pólipo é edematoso, tem um aspeto frouxo, contém um pequeno número de glândulas e vasos, praticamente desprovidos de terminações nervosas. Os vasos estão dilatados e, no lúmen dos vasos sanguíneos da microcirculação, há uma acumulação de células sanguíneas (Fig. 8.11). Em todos os casos, o epitélio localizado na membrana basal espessada está danificado e, em 2/3 dos casos, metaplásico. O estroma do pólipo contém fibroblastos que formam a estrutura de suporte, pseudocistos e elementos celulares, os principais dos quais são linfócitos, e há também eosinófilos localizados à volta dos vasos, glândulas e diretamente sob o epitélio tegumentar (Fig. 8.12).

Com base num estudo morfológico, a forma edematosa do pólipo foi estabelecida em todos os 17 casos. Não foram encontradas diferenças significativas nos parâmetros morfométricos dos pólipos nasais em gémeos doentes e não gémeos.

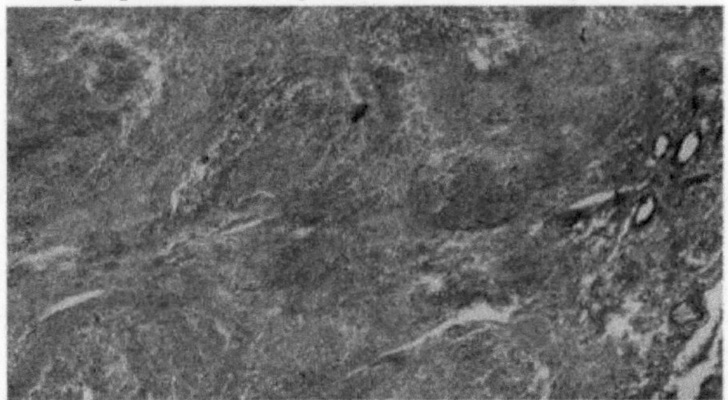

Fig. 8.11 Microfotografia de um pólipo nasal. Paciente A.V., 12 anos de idade.
Infiltração linfocítica do tecido do pólipo.
Os vasos são de sangue total e contêm elementos formados de sangue no lúmen.
Coloração com hematoxilina-eosina. Ampliação aprox. 10x vol.10.

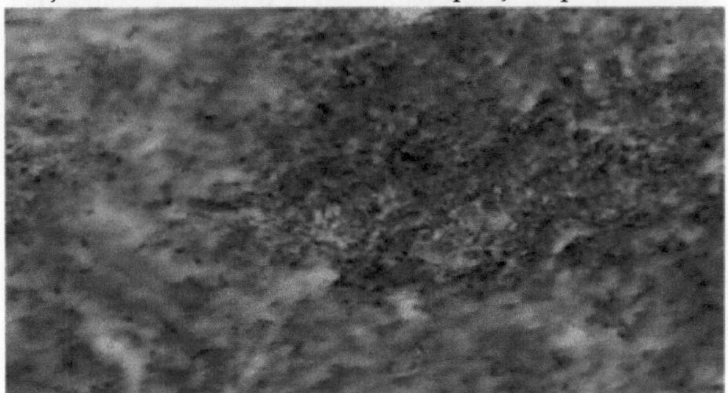

Pic. 8.12. Microfotografia de um pólipo nasal. Paciente H.G., 13 anos de idade.
Infiltração linfocítica do tecido glandular do pólipo.
Coloração com hematoxilina-eosina. Ampliação aprox. 10x vol. 40.

BIBLIOGRAFIA

1. Agalar S.A. Patient's definition of quality of life in chronic middle otitis media // World of Medicine and Biology. - 2014. - №4-1. - C. 15-19.

2. Arkhipov V.V., Kulavskiy E.V., Arkhipov V.V., Kulavskiy V.A. Gravidez múltipla - o risco de trabalho de parto pré-termo // Obstetrícia. - 2017. - №2. - C. 52-57.

3. Baeva I.Yu. Caraterísticas anatomométricas de fetos e gémeos recém-nascidos em gravidez múltipla. Resumo da dissertação do autor. Moscovo.-2011.- 19 p.

4. Ponomareva L.P. Perda e redução da audição em recém-nascidos e crianças até aos 2 anos de idade: factores de risco, rastreio, o papel de um médico de clínica geral // Zemsky doctor. - №1 (1). - C. 28-29.

5. Barinov SV, E.V. Rogova, T.V. Kadtsyna Previsão do risco de pré-eclâmpsia grave em gravidez múltipla e formas de a prevenir // Vestnik RUDN, Medicine Series. - 2015. - №1. - C. 56-61.

6. Bedrena E.A. Prevalência de patologia dos órgãos ORL e formas de aperfeiçoamento do trabalho preventivo em crianças em idade escolar. Avtoref. dis..kan.med.nauk. SPb. -2008. -c.16.

7. Blinov F.V., Neprimerova M.S. Avaliação do curso da gravidez múltipla e do estado das crianças nascidas de gravidez múltipla: Coletado em: transformação estrutural da economia territorial: em busca do equilíbrio social e econômico. - 2019. - C. 87-92.

8. Bogomilsky M.R., Rakhmanova I.V., Ishanova Y.S. Experiência de monitorização audiológica em bebés prematuros de diferentes idades gestacionais // Russian Otorhinolaryngology. Apêndice No. 1. - 2010. - C. 78-84.

9. Bolshanina L.V. Triagem neonatal - a única possibilidade de reabilitação completa de crianças com deficiência auditiva: Sb.: Idéias Científicas - 2012. - C. 95-97.

10. Bondarenko KR, Kuznetsov PA, Dzhokhadze LS, Liang VV, Krieger AV, Eletnova ES Nomogramas de centis para estimar o peso e o comprimento de recém-nascidos em gravidez múltipla // RMZh. Mãe e filho. - 2020. - T.3. №1. - C. 20-25.

11. Valiulina A.Y., Akhmadeeva E.N., Kryvkina N.N. Problemas e perspectivas de sucesso na enfermagem e reabilitação de crianças nascidas com baixo e extremamente baixo peso à nascença // Bulletin of Modern Clinical Medicine. - 2013. - T.6 (1). - C. 34-41.

12. Vlasova TA, Ischenko GA, Gumenyuk EG A necessidade de um exame pré-natal abrangente na gravidez múltipla // Problemas de Reprodução. IV Congresso Internacional de Medicina Reprodutiva - M., 2010. - C. 61.

13. Vorobyova E.V., Popova V.A. Estudo da inteligência e da motivação de gémeos // Russian Psychological Journal. - 2009. - Vol.6, No.1. - 11-20.

14. Ganina N.V. Estado funcional das estruturas motoras do cérebro e da medula espinal em crianças que sofrem de enurese: Avtoref. lis.... Cand. med. sciences. -2000. - 22c.

15. Garbaruk E.S., Koroleva I.V. Rastreio audiológico de recém-nascidos na

Rússia: problemas e perspectivas // Manual para médicos. - Spb. 2013. - C.52.
16. Garov, E. V. Otite média crónica purulenta: terminologia, diagnóstico e tácticas de tratamento // Russian Medical Journal. - 2011. - T. 19. - №6. - C. 78-82.
17. Grebinichenko AA Análise dos achados ecográficos de gémeos diamnióticos dicoriónicos em grávidas de alto risco // Perinatologia e Pediatria. - 2015. - №3(63). - C. 23.
18. Daiches N.A., Molchanova E.B., Cirurgia reconstrutiva da atresia coanal congénita em crianças e peculiaridades da gestão no pós-operatório: método. rek. - Moscovo - São Petersburgo, 2015. - 27 c.
19. Delyagin V.M. Atraso no desenvolvimento da fala em crianças // RMZh Pediatria - M. -2013. №24. - C. 1174-1177.
20. Dobrokhotova Yu.E., Kozlov P.V., Kuznetsov P.A., Dzhokhadze L.S. Crescimento fetal dissociado em gémeos. patologia grave ou variante da norma? // Obstetrícia e Ginecologia. - 2016. №1. - C. 5-9.
21. Dolgoshapko O.N., Ilyina I.A. Multiple pregnancy - a problem of modern obstetrics (Gravidez múltipla - um problema da obstetrícia moderna). - Donetsk: Editora Zaslavsky, 2009. - 296 c.
22. Dudnik V.M., Izumets O.I., Laiko L.I., Troyan V.P., Koroleva N.D., Shevchuk A.V., Los S.A., Shamray S.O., Leta A.I. Deteção precoce de deficiência auditiva em recém-nascidos // Perinatologia e Pediatria. - 2012. - №2(50). - C. 68.
23. Dudnik V.M., Izumets O.I., Lobko K.A., Shevchuk A.V., Krekoten E.N.. Tecnologias modernas para determinar a audição em crianças pequenas // Perinatologia e Pediatria. - 2013. - №2(54). - C. 93.
24. Dudnik V.M., lzumets O.I., Lobko K.A., Shevchuk A.V., Moravska O.A., Goncharuk O.S. Deteção precoce de deficiência auditiva em recém-nascidos // CBÌT ta boulogne. - 2013. - T. 9, №3-1(39). - C. 103-107.
25. Egorova A.T., Ruppel N.I., Maiseenko D.A. Retardo de crescimento e hipotrofia fetal na gravidez múltipla // Russian Gazette of Obstetrician-Gynaecologist. - 2016. T. 16, №6. - C. 54-57.
26. Ermakov P.N., Vorobyeva E.V. Assimetria de perfil individual em gémeos e caraterísticas espectrais do EEG durante a contagem aritmética e a atividade verbal-associativa // Russian Psychological Journal. - 2010. -T.7, №1. - C. 76-79.
27. Zhaisakova D.E., Kaltaeva M.B. Violação da função auditiva em bebés prematuros nos períodos pré-natal e perinatal de desenvolvimento com estado neurológico deficitário negativo // Boletim da Universidade Médica Nacional do Cazaquistão. - 2016. - № 4. - C. 116-120.
28. Zharkikh AV, Lyubomirskaya ES, Plotnik VA, Babinchuk EV O problema do não aborto na gravidez múltipla // Zaporizhzhya Medical Journal. - 2013. - №4 (79). - C.78-80.
29. Zharova A. A. Estado do complexo fetoplacentário e resultados perinatais na gravidez múltipla: Autorref. lis.... Cand.med.nauk. - Moscovo, 2011. - 16 c.
30. Zaboltina V.V., Dubovenko L.S., Zaboltin M.D. Prestação de cuidados

abrangentes precoces a crianças com deficiência auditiva numa instituição de saúde // Issues of practical paediatrics. - 2018. - T.13, №3. - C. 73-77.

31. Zenkov L.R., Ronkin M. A. Diagnóstico funcional de doenças nervosas. - M.: Medicina, 2011. - 458 c.

32. Ishanova Y. S. Estudo do estado funcional da secção periférica do analisador auditivo na ontogénese pós-natal (estudo clínico e experimental): dissertação... candidato a ciências médicas. - Universidade Estatal de Medicina da Rússia GOUVPO, Moscovo. - 2012. - 148 c.

33. Kachurina D.R., Ilmuratova S.H. Factores de risco para perturbações sensoriais em recém-nascidos // Pediatria e Cirurgia Infantil. - 2016. - №1(83). - C. 16-21.

34. Ketlinsky S.A., Simbirtsev A.S. Cytokines. - SPb.: Foliant, 2008. - 552 c.

35. Kislyuk G.I., Saumyants A.A., Khripkov M.I. O problema da deficiência auditiva em recém-nascidos e crianças dos primeiros meses de vida. Coleção de artigos científicos baseados nos resultados da Conferência Internacional Científica e Prática2017.-C.96- 98.

36. Klimenko T.M., Melnychuk O.P. On predicting hearing impairment in newborns with extremely low body weight // Science Rise. - 2016. - T.4, - №3(21). - C. 64-68.

37. Kovaleva O.V. Impedanciometria acústica para diagnóstico de audição de recém-nascidos Sb.: Trabalhos Científicos SWorld.-2011.-T. 9, №4-C. 54-55.

38. Koliadich J. V. Abordagens modernas ao tratamento da otite média crónica purulenta // Otorhinolaryngology in Belarus. -2011. - №2. - C. 74-81.

39. Kostyukov K.V., Gladkova K.A. Perinatal outcomes in monochorionic multiple pregnancy complicated by selective fetal growth retardation syndrome // Obstetrics and Gynaecology. - 2020. - №6. - C. 50-58.

40. Kostyukov K. V. Avaliação pré-natal do crescimento fetal na gravidez múltipla em função do tipo de placentação // Obstetrícia e ginecologia. - 2020. - №2. - C. 88-96.

41. Kosyakov, S. Y. Questões selecionadas de otoscirurgia prática. - M.: ICFER. - 2012. - 224 c.

42. Kotyanina, O. V. Reabilitação complexa e qualidade de vida de pacientes com neoplasias benignas da laringe: autoref. diss. Cand. med. sciences. - Novosibirsk, - 2009. - 25 c.

43. Krasavtseva E.G. Caraterísticas das mudanças na função da respiração externa na correção cirúrgica de deformidades nasais congênitas e adquiridas: autoref. diss. candidato de ciências médicas. - Moscovo, - 2015

44. Krasnopolsky VI, Novikova SV, Kapustina MV, Titchenko LI, Aksenov AN, Zharova AA Problemas modernos da gravidez múltipla // Russian Herald of Obstetrics and Gynaecology. - 2009. - №2. - C.79-82.

45. Kryvkina N.N. Caraterísticas da formação de patologia crônica em crianças com baixo e extremamente baixo peso ao nascer no primeiro ano de vida // Anais do

Congresso Internacional de Medicina Perinatal, dedicado ao 85º aniversário do Acadêmico RAMS V.A. Tabolin e VI Congresso Anual de especialistas em medicina perinatal. - 2011. - C. 40-41.
46. Kuznetsova N.E., Sinyakov A.Yu. Emissões otoacústicas no diagnóstico da audição em recém-nascidos: Coleção: Integração da ciência e da prática: resultados, realizações e perspectivas. - 2013. - C. 95.
47. Kulagina M.I. Caraterísticas da função auditiva em bebés com lesão pré - perinatal do sistema nervoso central: dissertação.... Ciências médicas. - Moscovo, -2009. - 20 c.
48. Kurazhova A.V. Caraterísticas temporais e espectrais da fala de crianças gémeas dos primeiros seis anos de vida: dissertação Avtoref...kand.med.nauk. - Moscovo. - 2015. -22 c.
49. Kurmangali J.K., Dzhamanaeva K.B., Zhulaushinova M.E., Useeva M. C. Um caso de síndrome de perfusão arterial reversa com um resultado favorável para a criança // Obstetrícia e Ginecologia DSMU.-2014.-#5-P.84- 86.
50. Larina L.A.: Avtoref. dis.... Cand.med.nauk. - Moscovo. -2009. - c. 17
51. Lebedeva S.Y. Função auditiva de bebés gémeos prematuros: Cand. Cand.med.nauk. - Moscovo. -2018. - c. 17.
52. Ledovskikh Yu.A. Função auditiva em crianças com retardo de crescimento intrauterino: dissertação... kand.med.nauk. - Moscovo, 2014. - 106 c.
53. Lemeshko Yu.I., Ustinovich Yu.A. Significado diagnóstico de fatores de risco individuais e suas combinações no desenvolvimento de deficiência auditiva em crianças // Boletim da Universidade Médica Estadual de Vitebsk. - 2020. - T. 19, №1. - C. 53-58.
54. Madison A.E., Starokha A.V., Khandazhapova Y.A., Kuzmina A.B., Litvak M.M. Registro de estágio de emissão otoacústica na triagem audiológica universal de recém-nascidos // Otorrinolaringologia russa. - 2011. - №4(53). - C. 118.
55. Mamedova L.V. Método de questionário na avaliação do estado psicoemocional de pacientes com otite média crónica // Folia otorhinolaryngologiae et pathologiae respiratoriae. - 2012. - №3(18). - C. 49.
56. Markov G.I., Markov M.G., Zhukov S.I. Metodologia para o estudo da função de transporte do epitélio mesial da membrana mucosa da cavidade nasal em animais de sangue quente // VORL - Moscovo, 1996. - №1. - C. 35
57. Matvienko N.V., Lukyanenko O. V. Deficiência auditiva em recém-nascidos e bebés // Pediatria Contemporânea. - 2012. - №5(45). - C. 49-50.
58. Makhacheva H.G., Askhabova L.M., Daiches N.A. Caraterísticas comparativas dos estudos de rastreio audiológico em recém-nascidos // Medicina prática. - 2014. - №9(85). - C. 131-134.
59. Meshcheryakova T. I.: Avtoref. lis...kand.med.nauk. - Moscovo. - 2017. - c.20
60. Megreshvili S.M. Peculiaridades etárias da impedanciometria em crianças na norma // Desordem da função auditiva e vestibular (diagnóstico e prognóstico do

tratamento) - São Petersburgo, 2013. - 25 c.
61. Melnik O.V. O curso da gravidez, trabalho de parto e resultados perinatais em pacientes que deram à luz crianças normotróficas de gêmeos monocoriônicos // Saúde da Mulher. - 2017. - №4(120). - C. 94.
62. Melnichuk O.P. Preditores de deficiência auditiva em recém-nascidos prematuros // Saúde da Criança. - 2013. - №3(46). - C.18-21.
63. Muts E.Y. Avaliação da função auditiva em bebés profundamente prematuros nascidos com muito baixo e extremamente baixo peso à nascença na região de Kaliningrado // Smolensk Medical Almanac. - 2017. № 1. - C. 278-281.
64. Norwitz, E. R. Naglyadnoe obstetrics and gynaecology: / per. s angl. - Moscow. GEOTAR Med, -2003.- 144 pp.
65. Novikov P.V. Vision and hearing in newborns diagnostic screening technologies // Boletim Russo de Perinatologia e Pediatria. - 2009. T. 54, №2. - C. 86-87.
66. Novyachkin V. N. Qualidade de vida de pacientes em tratamento cirúrgico de rinossinusite crónica: autoref. diss. Cand. de ciências médicas. - M., 2007. - 26 c.
67. Ochilov AA, Ibragimova L.S., Kabiev H.H., Saidulloev I.A., Murodova M.M.. Experiência do estudo da audição de recém-nascidos em risco // Notas Científicas da Universidade Estadual de Khujand com o nome do Acadêmico B. Gafurov. - 2014. - №1(28). - C. 107-111.
68. Papikova K.A. Multifetal Pregnancy as a Medico-Social Problem: autoref. diss. candidato de ciências médicas. Moscovo - 2014. - 23 c.
69. Pashkov A.V., Bankovsky V.A., Kuznetsov A.O., Naumova I.V., Polunina T.A. Deteção de deficiência auditiva em recém-nascidos e crianças do primeiro ano de vida com patologia perinatal // Russian Otorhinolaryngology. - 2015. - №6(79). - C. 58-61.
70. Kostyukov K.V., Sakalo V.A., Gladkova K.A., Shakaya M.N., Ionov O.V., Tetruashvili N.K. Perinatal outcomes of monochorionic multiple pregnancy. gravidez, complicada por feto-fetal síndrome transfusional // Obstetrícia e Ginecologia. - 2020. - №8. - C. 72-80.
71. Petrova A. S. Caraterísticas de adaptação de recém-nascidos prematuros com peso corporal muito baixo e extremamente baixo e seu estado de saúde no primeiro ano de vida dependendo das variantes do manejo perinatal: autoref. diss.kand.med.nauk. M., - 2016. - 23 c.
72. Pivneva N.D. Estado dos órgãos otorrinolaringológicos em crianças nascidas após o uso de tecnologias de reprodução assistida: autoref. diss. kand.med.nauk. M., - 2012. - 20 c.
73. Povarova AA, Sichinava LG, Bugerenko AE, Vykhristyuk YV Caraterísticas do crescimento fetal em gémeos monocoriónicos // Boletim da Universidade Estatal de Medicina da Rússia. - 2011. - №2(200). - C. 39-41.
74. Ponamareva L.P. Shirin N.S., Suris D.M. Factores etiológicos da deficiência auditiva em crianças // Centro Científico de Obstetrícia, Ginecologia e Perinatologia

RAMS. M., - 2007. - C. 46-49.
75. Pribushenya O.V., Laziuk G.I., Zobikova O.L., Lazarevich AA, Novikova I.V. Malformações congénitas e resultados perinatais adversos na gravidez múltipla // Prenatal Diagnostics. - 2015. T. 14, - №1. - C. 52-61.
76. Pribushenya O.V., Laziuk G.I., Lazarevich A.A. Frequência e estrutura das malformações congénitas em fetos e recém-nascidos em gravidezes gemelares // Reproductive Health. Europa de Leste. - 2015. - №1 (37). - C. 51-62.
77. Radtsig E.Y., Rakhmanova I.V., Bogomilsky M.R., Ishanova Y.A., Pivneva N.D. Problemas do pediatra na preparação de recém-nascidos para testes auditivos e rastreio audiológico // Pediatrics, Journal of G.N. Speransky. G.N. Speransky. - 2010. - T. 89, №3. - C. 65-68.
78. Radzinsky, V.E. Risco obstétrico. Informação máxima - perigo mínimo para a mãe e o feto // Vestnik RSMU - M.: Eksmo, 2009. - 288 c.
79. Rakhmanova I.V., Bogomilsky M.R., Lazarevich A.A., Sapozhnikov Ya. Problemas e caraterísticas do diagnóstico de distúrbios da função auditiva em recém-nascidos prematuros com patologia perinatal // Vestnik otorhinolaryngologii. - 2009. - №2. - C. 14-16.
80. Rakhmanova I.V., Bogomilsky M.R., Sapozhnikov Ya.M., Lazarevich A.A. Rastreio audiológico de recém-nascidos prematuros pelo método de registo de emissões otoacústicas // Otorrinolaringologia russa. - 2008. - №1. - C. 358.
81. Rakhmanova IV, Mileva OI, Sapozhnikov Ya.M., Kotov RV, Ishanova YS, Rash VV. Sobre a abordagem para a avaliação da função auditiva em bebês prematuros no prazo esperado de entrega // Boletim da Universidade Médica do Estado da Rússia. - 2010. - №2. - C. 54-57.
82. Rakhmanova IV, Sichinava LG, Dyakonova IN, Ledovskikh SA Função auditiva em bebés prematuros com atraso de crescimento intrauterino // Issues of modern paediatrics. - 2012. - T.11., №2. - C. 62 - 67.
83. Rishchuk S.V., Mirsky V.E. Estado de saúde das crianças e caraterísticas do curso da gravidez após a utilização de tecnologias de reprodução assistida // Terra Media Nova. - 2010. - №1. - C.34-37
84. Rogova EV, Barinov SV Oportunidades de previsão e correção medicamentosa da insuficiência placentária na gravidez múltipla // Russian Vestnik of Obstetrician-Gynaecologist. - 2014. -№3. - C. 43-46.
85. Samko A. A. Indicadores antropométricos de recém-nascidos em gravidez múltipla em diferentes períodos gestacionais // Problemas reais de ciências humanas e naturais. - 2016. № 2-4. C. 119-122.
86. Sichinava L.G. Diagnóstico de ultrassom nas táticas de gravidez e gestão do trabalho em caso de gestações múltiplas // Obstetrícia e Ginecologia 2014. - VOL. 6.- PP. 5-10.
87. Sibagatova L.R., Kraeva O.A., Bashmakova N.V., Malgina G.B., Yakornova G.V., Permyakova Y.A. Resultados perinatais da gravidez gemelar // Tratamento e Prevenção. - 2019. T. 9, - №3. - C. 5-10.

88. Sitaeva N. V. Desenvolvimento, morbidade e qualidade de vida de crianças nascidas de gravidez múltipla: dissertação... candidato de ciências médicas. - Voronezh, 2010. - 149 c.
89. Sitnik N.G., Alferovich E.N. Problemas de adaptação neonatal precoce em gémeos. Neonatologia. - 2014. - №1(31) - C. 56-59.
90. Smirnov A. G., Kurazhova A. V., Lyasko E. E. Desenvolvimento da fala e caraterísticas psicofisiológicas de gêmeos dizigóticos de seis anos // Vestnik. -2013.- Ser. 3, -C. 4
91. Krasnopolsky V.I., Novikova S.V., Kapustina M.V. Problemas modernos de gravidez múltipla // Ros. vestn. associ. obstetrics-gynaec. - 2009. - №2. - C. 79-82.
92. Solovyova E.V. Peculiaridades do desenvolvimento de crianças concebidas com a ajuda de tecnologias de reprodução assistida Psicologia estrangeira moderna. - 2014. - T. 3, №4. - C. 67-69.
93. Sorokolat Y.V. Sobre a previsão da gravidade, resultados e lateralização da perda auditiva em crianças com patologia perinatal //Aktualn! Problemas da medicina diária: BìCHHK medichno! academia stomatologochnochnochnochnochnochno1. - 2015. - T. 15, - №3-2(51). - P. 166-172.
94. Stasova Y.V., Nechaev V.N. Saúde dos bebés prematuros de gravidez múltipla induzida // União Eurasiática de Cientistas. - 2015. - №6-4(15). - C. 77-80.
95. Tavartkiladze G.A., Gvelesiani T.G., Tsygankova E.R., Daiches N.A., Yablonsky S.V., Pashkov A.V. Deteção precoce e correção da deficiência auditiva em crianças dos primeiros anos de vida // Desenvolvimento metódico. Moscovo, - 2010. - 20 c.
96. Tavartkiladze GA, Polyakov AV, Markova TG, Lalayants MR, Bliznets EA Rastreio genético da deficiência auditiva em recém-nascidos, combinado com rastreio audiológico // Bulletin of Otorhinolaryngology. - 2010. - №3. - C. 15-18.
97. Tarbaeva D.A., Belokrinitskaya T.E., Busel Y.V., Bykhovtseva D.D., Shishina S.A., Kuznetsova D.I. Riscos obstétricos e perinatais da gravidez monocoriónica //Ata Biomedica Scientifica. - 2018. - T. 3, - № 3. - C. 41-46.
98. Tumanova U.N., Lyapin V.M., Shchegolev A.I. Problemas modernos de ciência e educação // Medicina prática. - 2017. - № 5 - C. 162-163.
99. Ustinovich K.N., E.P. Merkulova. Factores de risco para o desenvolvimento de otite média aguda em recém-nascidos e crianças dos primeiros meses de vida // Conselho Médico. - 2018. - №2. - C. 67-70.
100. Fatykhova N.R., Prusakov V.F. Problemas neurológicos de crianças nascidas com peso corporal extremamente baixo // Practical Medicine. - 2010. - № 7(46). - C.136.
101. Filippova NA, Guseva OI Caraterísticas do crescimento fetal e normas fetométricas regionais na gravidez gemelar em função do tipo de corionicidade // Prenatal Diagnostics. - 2009. - T. 8, №2. - C. 105-111.
102. Vogel. F. Human Genetics. -M.: "MUNDO", 2014.-T.1-3. P.- 312 p.
103. Khayrullina G.R., Minikaeva L.R. Gravidez múltipla - gravidez de alto

risco Sb.: Fundamental and Applied Sciences Today. - 2016. - C. 7-9.
104. Khandzhapova Y.A., Modison A.E., Starokha A.V., Litvak M.M., Kuzmina A.B. Avaliação dos resultados na fase de rastreio audiológico de recém-nascidos // Russian Otorhinolaryngology (Supplement). - 2010. - №1. - C. 218-222.
105. Kharkevich O.N., Semenchuk V.L. O problema da gravidez múltipla: abordagens modernas para a solução // Medical News. Minsk. - 2009. - C. 7-14.
106. Tsivtsivadze E.B., S.V. Novikova Gravidez múltipla: uma visão moderna do problema da gestão da gravidez e do parto //Aktualnaya Problema. - 2014. -№1.- C.16-17.
107. Chibisova S.S., Markova T.G., Alekseeva N.N., Yasinskaya A.A., Tsygankova E.R., Bliznets E.A., Polyakov A.V., Tavartkiladze G.A. Epidemiologia das perturbações auditivas em crianças do 1º ano de vida // Boletim de Otorrinolaringologia. - 2018. - T. 83, - №4. - C. 37-42
108. Chernenkov YV, Nechaev VN, Stasova YV, Tereshchenko VA Saúde de bebés prematuros em gravidez múltipla induzida // Saratov Scientific Medical Journal. - 2015. - T. 11, №3. - C. 305-309.
109. Chopikyan A.S., Mardiyan M.A., Avaliação da qualidade de vida de crianças em idade escolar com patologia otorrinolaringológica utilizando o questionário internacional sf-36. Sbr..penza -2016, -370-374.
110. Shakaya MN, Krog-Jensen OA, Ionov OV Caraterísticas do curso do período neonatal em recém-nascidos de gestações múltiplas complicadas com síndromes de transfusão feto-fetal e retardo de crescimento fetal seletivo // Neonatologia. - 2018. T. 6. №4(22). - C. 58-62.
111. Shevrygin B.V., M.K.Manyuk Patologia do nariz e dos seios paranasais // Neonatologia. - 2011. - №5. - C. 71-75.
112. Sheremetieva E.V. Caraterísticas da aquisição da fala por gémeos de sexo diferente até aos dois anos // Saúde da Criança. - 2018. - №8. - C. 45-51.
113. Shilova N.A., Kharlamova N.V., Chasha T.V., Kulikova N.Y., Tolkacheva E.V. Estudo da audição em crianças recém-nascidas // Child Health. - 2010. - №6(27). - C. 64-66.
114. Shilova N.A., Chascha T.V., Kulikova N.Y., Tolkacheva E.V. Rastreio audiológico universal de recém-nascidos e crianças do primeiro ano de vida: uma nova tecnologia médica // Saúde Infantil. M.- 2010.-8 p.
115. Shishkinskaya E.V., Belyaeva I.A., Bombardirova E.P., Semenova N.Y. Distúrbios auditivos em recém-nascidos com lesões perinatais do sistema nervoso central // Questões de pediatria moderna. - 2012. T. 11, - № 3. - C. 90-93.
116. Yuldasheva O.E.Peculiaridades da gestão da gravidez múltipla, avaliação do trabalho de parto e resultados perinatais: autoref.dis.kand.med.nauk.Ufa-2007.-17 p.
117. T. V. Yadrishchenskaya. Fundamentos da psicogenética. Khabarovsk. São Petersburgo, - 2018.- 88 p.

118. Acuin, J. Otite média crónica supurativa // BMJ clinical evidence. - 2007.

- Vol.7. - P. 45-47.
119. Alammar. N. Complicações do colesteatoma e da otite média // Otologia prática para o otorrinolaringologista. - 2013. Vol.20. - P. 87.
120. Alfirevic Z, Allen_Coward F, Molina F. et al Terapia orientada para a ameaça de trabalho de parto pré-termo com base na medição ecográfica do comprimento do colo do útero: um ensaio controlado aleatório // Ultrasound. Obstet Gynecol. - 2007. - Vol.29. - P. 47-50.
121. Alves, R.D. Obliteração da Mastoide com osso autólogo na cirurgia de mastoidectomia canal wall down // Int. Arch. Otorhinolaryngol. - 2016. - Vol.20. - №1. - P. 76-83.
122. Angrisani R.M., Azevedo M.F., Carvallo R.M., Diniz E.M., Ferraro A.A., Guinsburg R., Matas C.G. Caracterização eletrofisiológica da audição em prematuros pequenos para a idade gestacional //Codas.-2013.-Vol.25(1). - P. 22-28.
123. Anne Viljanen, Jaakko Kaprio Hearing as a Predictor of Falls and Postural Balance in Older Female Twins Journal of Gerontology: Ciências médicas - 2009. - Vol.64A, -№.2. - P. 312-317
124. Aziz S., Soomro N. Twin births and their complications in women of low socioeconomic profile //J. Pak. Med. Assoc.-2012.-Vol. 62(11).-P. 1204-1208.
125. Bakaj, T. Colesteatoma recidivante // Bratisl. Lek. Listy. - 2016. - Vol. 117. - №. 9. - P. 515-520.
126. Bakir S. Saúde mental e qualidade de vida em doentes com otite média crónica // European Archives of Oto-Rhino-Laryngology. - 2013. - Vol. 270, - № 2. - C. 521-526.
127. Banglawala S. M. Desenvolvimento qualitativo do teste de controlo dos seios nasais: um inquérito que avalia o controlo dos sintomas sinusais // Int. Forum Allergy Rhinol. - 2016. Vol.6 (5). - P. 491-499.
128. Baumann I. Desenvolvimento e validação do Chronic Otitis Media Outcome Test 15 (COMOT-15). // HNO. - 2009. Set. - № 57 (9). - P. 889-895.
129. Baumann I. Qualidade de vida geral e específica da doença em doentes com otite média crónica supurativa - um estudo prospetivo // Health and quality of life outcomes. - 2011. - Vol.9, - № 1. - C. 104.
130. Becvarovski Z. Tabagismo e timpanoplastia // Laryngoscope. -2011. Out. - № 111(10). - P. 1806-1811.
131. Berghella V., Odibo A., To M.S. et al. Cerclage para colo do útero curto na ultrassonografia // Obstet Gynecol. - 2015, - Vol.106, - P. 181-189.
132. Bhat K. V. Mastoidectomia cortical em otite média crónica quiescente, tubo-timpânica // J. Laryngol. Otol. - 2009. - Vol.123, - № 4. - P. 383-390.
133. Britnell M. In Search of the Perfect Health System Palgrave, -2015. - P. 81.
134. Buchinsky E.J., Lowry M.A., Isaacson G. Do adenoids regrow after excision? // Otolaryngol. Cabeça. Neck. Surg.-2015. nov. - № 123.- P. 576 - 581.
135. Burston, B. J. Síndrome de Gradenigo // Journal of Laryngology &

Otology. - 2012. - Vol.119, - №04. - P. 325-329.
136. Byun, J. Y. Padronização para uma versão coreana do inquérito sobre ouvidos crónicos // Korean J. Otorhinolaryngol Head Neck Surg. - 2011. - № 54(11). - P. 755-760.
137. Caritis S, Rouse D. Um ensaio aleatório controlado de caproato de 17_hidroxiprogesterona (17_OHPC) para a prevenção do nascimento pré-termo em gémeos // Am, J. Obstet. Gynecol. - 2008, - Vol.195, P. 23-26.
138. Catalano LN, Villar Diaz M, Vzquez Guzm n M. et al. Resultados da gravidez e taxa de sucesso da implementação do protocolo terapêutico da nifedipina num hospital de San Juan // Bol. Asoc. Med. P R. - 2013. - Vol.105(3), - P. 13-16.
139. Ceylan, A. Complicações extracranianas da otite média crónica // Int. Adv. Otol. - 2009. - Vol.5, - №1. - P. 51-55.
140. Chambers G. M., Chughtai A. A., Farquhar C. M., Wang Y. A. Risco de parto pré-termo após transferência de embriões blastocistos // Fertil Steril. - 2015. Vol.6, - № 6. - P. 76-78.
141. Chang, Y.I. Terapia laser fetoscópica para a síndrome de transfusão de gémeos // Taiwan Jobstet Gynek. - 2016. - V.45, - № 4. - P. 294-301.
142. Chauhan S. P., Scardo J. A., Hayes E., Abuhamad A. Z., Berghella V. Twins: prevalence, problems, and preterm births // Am J Obstet Gynecol. - 2010. - Vol.203(4), - P. 305-315.
143. Chescheir N.C. Twin-to-twin transfusion syndrome // Paediatr, Perinat.
Epidemiol, - 2009, - Vol. 19: 1, - P. 32-36.
144. Chescheir, N.C. Síndrome de transfusão de gémeos para gémeos: um modo para as origens fetais da saúde aduaneira // Pediat. Perinat. Epidemiol. - 2005. - V. 19, N 1. - P. 32-36.
145. Choi E.B., S.W. Hong. Diminuição da diversidade da microbiota nasal e das suas vesículas extracelulares segregadas em doentes com rinossinusite crónica com base numa análise metagenómica. Pediat. Epidemiol. - 2014 - Vol.18, № 6 -P.32-36.
146. Choi, S. Y. Factores associados à qualidade de vida após cirurgia do ouvido em pacientes com otite média crónica // Arch Otolaryngol. Head Neck Surg. - 2012. Set. - №138(9). - P. 845-848.
147. Christine L. Segboer, Wytske J. Fokkens, Ingrid Terreehorst Endotyping of non-allergic, allergic and mixed rhinitis patients using a broad panel of biomarkers in nasal secretions // journal.pone - 2018. -P. 12.
148. Christopher Mc Manus*, Hannah M Mitchison, Eddie MK Chung Discinesia ciliar primária. Sintomas respiratórios e impacto psico-social BMC Pulmonary Medicine journal. - 2012. P. 57-59.
149. Coons, S. J. Uma análise comparativa dos instrumentos genéricos de qualidade de vida // Pharmacoeconomics. - 2017. Jan. -№ 17(1). - P. 13-35.
150. Paul W. Flint et al Cummings Otolaryngology: Head and Neck Surgery // ed. por. - 6ª Edição. - Elsevier, - 2015.- P.280.

151. Dag Malm. Alfa-manosidose // Orphanet Journal of Rare Diseases - 2008. - P.123

152. Daly, K. A. Early otitis media among Minnesota American Indians // American journal of public health. - 2007. - Vol. 97, - №2. - P. 317-322.

153. de Oliveira Peni do, N. Complicações da otite média-um problema potencialmente letal ainda presente // Revista Brasileira de Otorrinolaringologia. - 2016. - Vol. 82, - №.3. - P. 253-262.

154. De Paepe, M.E. Padrões de distribuição vascular em placentas de gémeos monocoriónicos // Placenta. - 2015. - V. 26, № 6. - P. 471-475.

155. Shaap A.H., van den Wijngaard J.P., Nikkels P.G. et al Significância da anúria do dador difere entre síndrome de transfusão de gémeos monoamnióticos e diamnióticos // Placenta. - 2017. - V. 28, - № 5-6. - P. 523-526.

156. Demir, U. L. Os factores que afectam a qualidade de vida específica da doença em doentes com otite média crónica // Int. Adv. Otol. - 2012.-Vol. 8. №.3, - P. 371-378.

157. Dodd J.M, Fenady V, Cincotta R, Crowther CA. Administração pré-natal de progesterona para prevenir o PTB // Cochrane Database Syst. Rev. 2016, Issue 1. Art. No.: CD004947.

158. Dornhoffer, J. L. Impacto na qualidade de vida após obliteração da mastoide // Laryngoscope. - 2008 Ago. - №118 (8). - P. 1427-1432.

159. Doyle LW, Crowther CA, Middleton P, et ai. Sulfato de magnésio para mulheres em risco de parto pré-termo para neuroprotecção do feto // Cochrane Database Syst. Riews. - 2009. - №8. - P. 134-138.

160. Erasmus, T. Otite média crónica supurativa // Educação Médica Contínua. - 2012. - Vol.30, - № 9. - P. 335-336.

161. Facione, N. Quality of life issues in chronic otitis media with effusion parameters for future study // International journal of pediatric otorhinolaryngology. - 2012. - Vol.22, - №.2 - P.167-179.

162. Fayers, P. M. Qualidade de vida: A avaliação, análise e interpretação dos resultados relatados pelos pacientes - 2007. - 529 p.

163. Finizia, C. Qualidade de vida e voz em doentes com carcinoma da laringe // Laryngoscope. - 2009. Out. - P. 108110.

164. Geerse, S. Successful obliteration of troublesome and chronically draining cavities / S. Geerse, F. A. Ebbens, M. J. de Wolf, E van Spronsen // J. Laryngol. Otol. - 2017. - Vol.131, - №2. - P.138-143.

165. Ghalili A., McLennan A., Pedersen L. et al. Outcomes of monochorionic diamniotic twin pregnancies // Aust. NZJ Obstet. Gynaecol. - 2013. - Vol. 53(5). - P.437-442.

166. Giuffre M., Piro E., Corsello G. Prematuridade e gemelaridade // J Matern Fetal Neonatal Med. - 2012. - Vol. 25(3). - P. 6-10.

167. Gnanendran L., Bajuk B., Oei J., Lui K., Abdel-Latif, M. E. (2015). Resultados do desenvolvimento neurológico de singletons pré-termo, gémeos e

gestações de ordem superior: um estudo de coorte de base populacional. - 2015. - Vol.100(2), - P.106-114.
168. Gocmen A., Guven S., Bagci S., Cekmez Y., Sanlikan F. Comparação dos resultados maternos e fetais de gestações gemelares concebidas por FIV e espontaneamente // Int J Clin Exp Med. - 2015. - Vol. 8(4), - P. 6272-6276.
169. Group, T. W. The World Health Organization quality of life assessment (WHOQOL) // Social science & medicine. - 2009. - Vol. 46, - №12. - P.1569-1585.
170. Gu, F. M. Resultados cirúrgicos da timpanoplastia modificada da parede do canal para baixo // Ata. Otolaryngol. - 2017. - № 21. - P.1-4.
171. Harkness, P. Auditoria de mastoidectomia: resultados da auditoria comparativa de cirurgia ORL do Royal College of Surgeons of England // Clinical Otolaryngology & Allied Sciences. - 2011. - Vol.20, - №.1. - P.89-94.
172. Políticas e dados de saúde - OCDE. - URL: http://www.oecd.org/els/health-systems (acedido a 13 de agosto de 2016).
173. Heidemann, C. H. Quality-of-life differences among diagnostic subgroups of children receiving ventilating tubes for otitis media / C. H. Heidemann, et al. // Otolaryngology-Head and Neck Surgery. - 2015. - Vol.13, - №.3. - P.78-80.
174. Heinrich Iro, Johannes Zenk Doenças das glândulas salivares em crianças GMS Current Topics in Otorhinolaryngology - Head and Neck Surgery - 2014, - Vol.13, ISSN 1865-1011
175. Hirsch, M. B. Surgical Treatment of Chronic Otitis Media // Surgical Techniques in Otolaryngology-Head & Neck Surgery: Cirurgia Otorrinolaringológica Pediátrica. - 2014. - P.17.
176. Holmes, S. Avaliar a Qualidade de Vida - Realidade ou Sonho Impossível? Um documento de discussão // Int. J. Nursing Studies. - 2008. - Vol.42 (4), - P.493-501.
177. House, J. W. Taxas de extrusão e resultados auditivos na reconstrução ossicular // Otolaryngol. Head Neck Surg. - 2011 Sep. - №.25(3),-P. 135-141.
178. Huang T.D., C. Bauraing, P. Bogaerts, C. Berhin, Y. Glupczynski Diagnóstico da resistência aos antibióticos // Otolaryngol. Head Neck Surg. - 2020. - Vol.56. - P. 236-240.
179. Hyun-Seop Song, Joon-Shik Shin Associação entre distúrbios temporomandibulares, doenças crónicas e distúrbios oftalmológicos e otorrinolaringológicos em adultos coreanos // International journal of pediatric otorhinolaryngology journal - 2018. - Vol.37. - №41. P. 458-461.
180. Iris L. Maas, MSc Suscetibilidade genética ao zumbido bilateral numa coorte de gémeos suecos // Jornal oficial do Colégio Americano de Genética Médica e Genómica. - 2017. - Vol.32. - №12. - P. 281-285.
181. Jahnke, K. Tympanoplastie // Wiener Woschr. - 2008. -Vol.142, №2021. - P.470-474.
182. Jaime G. R., Andrew H., Thomas L. Actas do 25° Congresso Europeu de Reumatologia Pediátrica 5273° // Congresso da Sociedade Italiana de Pediatria Jornal Italiano de Pediatria - 2017. - Vol.5, - №.4. - P. 457-459.

183. Jan L., Mario C., Wafaa Sh., Stefan V., Christiane V., Leif E.W. Deficiência auditiva na velhice Educação médica continuada - 2019. - Vol.116. - P.301-10.
184. Jensen, R. G. The risk of hearing loss in a population with a high prevalence of chronic suppurative otitis media // International journal of pediatric otorhinolaryngology. - 2013. - Vol.77. - №.9. - P.1530-1535.
185. Jet B., Marielle A., Saskia M Maas. Lessons from BWS twins: complex maternal and paternal hypomethylation and a common source of haematopoietic stem cells // European Journal of Human Genetics. - 2009. - Vol.41. - P. 28-32.
186. Joseph J. Diferentes técnicas de cirurgia da mastoide // J. Laryngol. Otol. - 2015. Set. - №129 (9). - P.835-839.
187. Jung K. H. Avaliação da qualidade de vida após cirurgia primária e de revisão do ouvido utilizando o inquérito sobre o ouvido crónico // Arch. Otolaryngol. Head Neck Surg. - 2010. Abr. - №136(4). - P. 358-365.
188. Kameswaran M. Doenças crónicas do ouvido no mundo em desenvolvimento // The Journal of Laryngology & Otology. - 2016. - Vol.130. - №S3. - P.76-77.
189. Kangsanarak, J. Complicações extracranianas e intracranianas da otite média supurativa // The Journal of Laryngology & Otology. - 2009. - Vol. 107. - № 11. - P.999-1004.
190. Karakas, M. Complicações da otite média crónica // ENT Updates. - 2014. - Vol.4. - №2. - P.43.
191. Kartush, J. M. Reconstrução da cadeia ossicular J. M. Kartush // Otolaryngol. Clin. North. Am. - 2011. - Vol. 27. - P. 689-715.
192. Khodzhaeva Z, Sukhikh G. et al. Experiência com serclagem cervical em gravidezes múltiplas //J. Maternal-Fetal @ Neonatai Medicine,-2009.-Vol.21, - P.578-580.
193. Kim, C. W. Comparação de cirurgias sequenciais do ouvido médio no mesmo dia // Eur. Arch. Otorhinolaryngol. - 2015. -Vol.272. - №6. - P.1395-1402.
194. Klauser C.K., Briery CM. Keiser S.D. et al. Efeito da tocólise pré-natal nos resultados neonatais // J. Matern. Fetal. Neonatal. Med. 2012. Vol. 25(12). P. 2778-2781.
195. Klemens, J. J. A mastoidectomia bilateral simultânea é sempre aconselhável? // J. Laryngol. Otol. - 2007. - Vol.121. - №.11. -P.1041.
196. Koch, A. Otite média supurativa crónica numa coorte de nascimento de crianças na Gronelândia // The Pediatric infectious disease journal - 2011. - Vol.30. - №1. -P. 25-29.
197. Koenraads, S. P. Questionários de qualidade de vida em otorrinolaringologia // Clin. Otolaryngol. - 2015. - Vol.17. - P.1-8.
198. Koller, M. Expectativas e qualidade de vida de doentes oncológicos submetidos a radioterapia // J. R. Soc. Med. - 2012. - №93. - P.621-628.
199. Koller, M. Sobrevivência do conceito de qualidade de vida // British

journal of surgery. - 2013. - Vol.90. - №.10. - P.175-1177.

200. Korsten-Meijer, A. G. W. Avaliação da relação entre as medidas audiométricas e psicométricas da audição após timpanoplastia // European Archives of Oto-Rhino-Laryngology and Head & Neck. - 2009. - Vol.263. - №3. - P. 256-262.

201. Kutz J. Systematic approach to the surgical management of chronic suppurative otitis media and cholesteatoma // The Journal of Laryngology & Otology. - 2016. - Vol.130. - № 3. - P.112-112.

202. L Van Gerven , G Boeckxstaens, P Hellings Atualização dos mecanismos neuro-imunes envolvidos no ensaio clínico da rinite alérgica e não alérgica // ORL J. Otorhinolaryngol. Relat. Spec. - 2019. Vol.106. - №13. - P.102-104.

203. Lachanas, V. A. Sino-nasal outcome test tool assessment in patients with chronic rhinosinusitis and obstructive sleep apnea // ORL J. Otorhinolaryngol. Relat. Spec. - 2012. - №74 (5). - P.286-289.

204. Lang C., Iams J. Objectivos e estratégias para a prevenção do nascimento pré-termo // Pediatr. Clin. North. America. - 2009. - Vol. 56. - P.537-563.

205. Leah Yieh Christina Ramo Gémeos diamnióticos monozigóticos com grande delecção intersticial do cromossoma 1p // Clinical Case Reports. - 2019. - Vol.23. - № 34. - P. 212-214.

206. Lee H, Wagner A J. Sy E et a, Efficacy of radiofrequency ablation for twin-reversed arterial perfusion sequence // An. J. Obstet. Gynecol. - 2007. - Vol.196. - P. 459.

207. Lee, H. J. Reconstrução do canal e obliteração da mastoide com cartilagens flutuantes e retalhos músculo-periosteais // Laryngoscope. - 2017. - Vol.27. - №.5. - P.1153-1160.

208. Lee, J. Qualidade de vida dos doentes com otite média e dos seus cuidadores // The Laryngoscope. - 2009. - Vol.116. - №10. - P.1798-1804.

209. Leopold, D. Avaliação de resultados // Otolaryngol. Head. Neck Surg. - 2010. Set. - №117 (3 Pt 2). - P.58-68.

210. Locke, R. Complicações intracranianas da otite média crónica // The Journal of Laryngology & Otology. - 2016. - Vol.130. - №3. - P.96-196.

211. Lorelei A. Mucci, ScD, MPH; Jacob B. Hjelmborg, PhD; Jennifer R. Harris Risco familiar e hereditariedade do cancro entre gémeos nos países nórdicos. // Investigação Original - 2018. - Vol.23. - № 43. - P. 145-148.

212. Lucas L. Boer Two is a Crowd On the Enigmatic Etiopathogenesis of Conjoined Twinning // Anatomia Clínica. - 2019. Vol.21. - №11. - P. 238-240.

213. Lukasz S., Magdalena B., Anna L., Diferenças na expressão de TLR-2, NOD2 e NF-κB na placenta entre gémeos // Archivum Immunologiae et Therapiae Experimentalis - 2018. - Vol.66. - P.463-470.

214. Magann EF, Doherty DA, Ennen C.S. et al. The outcome of monochorionic diamniotic twin gestations in the era of invasive fetal therapy // Am. J. Obstet. Gynecol. - 2008. - Vol.12. - P.324-326.

215. Maile, E. J. Medidas de qualidade de vida na otite média / E. J. Maile, R.

Youngs. // The Journal of Laryngology & Otology. - 2013. - T. 127. - № 05. - P. 442-447.
216. Maile, E. J. Qualidade de vida de doentes nepaleses com doenças do ouvido antes e depois da cirurgia corretiva // Trop. Med. Int. Health. - 2015. Ago. - №20 (8). - P. 1041-1047.
217. Manso P., Vaz A., Taborda A., Silva I.S. Corionicidade e complicações perinatais na gravidez gemelar // Ata Med, Port. - 2011. - Vol. 24(5). - P. 695-698.
218. Marambaia, P. P. Avaliação da qualidade de vida de pacientes com rinossinusite crônica por meio do questionário SNOT-22 // Revista Brasileira de Otorrinolaringologia. - 2013. - Vol.79. - №1. - P.54-58.
219. Markus S., Claudia R., Doenças do nariz e seios paranasais na criança // GMS Current Topics in Otorhinolaryngology - Head and Neck Surgery - 2014. - Vol.13, - № 57. - P.1865-1011.
220. Matsuda, Y. Efeito da perfuração da membrana timpânica na transmissão do som do ouvido médio // The Journal of Laryngology & Otology. - 2009. - Vol. - 123. - № 31. - P.81-89.
221. Maune, S. Avaliação da qualidade de vida em otorrinolaringologia. História, medidas e métodos // Otolaryngol Pol. - 2009. -№ 59 (4). - P.489-504.
222. Mc Sweeny, A. J. Avaliação da qualidade de vida relacionada com a saúde nos cuidados médicos // Dis. Mon. - 2013. Jan. - № 41 (1). - P. 1-71.
223. Meijer, A. G. W. Relação entre a alteração da audição e a pontuação do Inventário de Amesterdão para a Deficiência Auditiva e Handicap (modificado) // Clinical Otolaryngology & Allied Sciences. - 2012. - Vol.29. - № 6. - P.565-570.
224. Memari, F. Meatoplastia na cirurgia de redução da parede do canal F. Memari, M. Maleki Delarestaghi, P. Mir, et al. // Iran. J. Otorhinolaryngol. - 2017. - Vol.29. - № 90. - P.11-17.
225. Migirov, L. Complicações intracranianas após mastoidectomia // Neurocirurgia pediátrica. - 2014. - Vol.40. - №5. - P.226-229.
226. Mishiro, Y. Resultados a longo prazo após timpanoplastia com e sem mastoidectomia para otite média crónica perfurada // European Archives of Oto-Rhino-Laryngology. - 2015. - Vol.266. - № 6. - P.819-822.
227. Mishiro, Y. Timpanoplastia com e sem mastoidectomia para otite média crónica não colesteatomatosa // European archives of otorhinolaryngology. - 2010. - Vol.258. - №.1. - P.13-15.
228. Mittal, R. Conceitos actuais sobre a patogénese e o tratamento da otite média crónica supurativa // Journal of Medical Microbiology. - 2015. - Vol.64. - №. 10. - P.1103-1116.
229. Mittler P. Biological and Social Aspects of Language Development in Twins // Develop. Med. Neurologia Infantil. - 2010. -№ 12. - P.741-757
230. Moody, M. W. Incidência de deiscência do nervo facial em 416 casos de colesteatoma // Otology & Neurotology. - 2007. - Vol. 28. - №.3. - P.400-404.
231. Mullick S., Watson-Jones D., Beksinska M. et al. Sexually transmitted

infections in pregnancy: prevalence, impact on pregnancy outcomes, and approach to treatment in developing countries // Sex. Trans. Infect. 2005. Vol. 81. P. 294-302.

232. Mutoh, T. et al. Eficácia da mastoidectomia na otite média crónica infetada por MRSA com perfuração da membrana timpânica // Auris. Nasus. Larynx. -2007. - Vol.34. - №1. - P.9-13.

233. Naderpour, M. Comparação dos resultados da timpanoplastia em orelhas secas e húmidas // Irão. J. Otorhinolaryngol. - 2016 maio. - № 28 (86). - P. 209-214.

234. Naderpour, M. Avaliação dos factores que afectam o resultado cirúrgico da timpanoplastia // Irão. J. Otorhinolaryngol. - 2016. Mar. - №28 (85).-P. 99-104.

235. Nadol, J. Avaliação dos resultados da otite média crónica // The Laryngoscope. - 2010. - № 110(S94). - P. 32-35.

236. Nardone, M. Miringoplastia na otite média crónica simples // Otology & Neurotology. - 2012. - Vol.33. - №1. - P.48-53.

237. Neilan, R. E. Recanalização da trombose do seio lateral otogénico pediátrico // International journal of pediatric otorhinolaryngology. - 2011. - Vol. 75. - №. 6. - P.850-853.

238. Nelson, D. Abscesso de Bezold // O jornal americano de medicina de emergência. - 2013. - Vol. 31. - № 11. - P.1626.

239. Newman, C.W. The Hearing Handicap Inventory for Adults // Ouvido. e audição. - 2015. - Vol. 11. - № 6. - P.430-433.

240. Nies, C. Outcome nach minimal-invasiver Chirurgie. Qualitative Analyse und Bewertung der klinischen Relevanz von Studienendpunkten durch Patient und Arzt // Chirurg. - 2013. - №72. - P. 19-29.

241. Nunez, D. A. Riscos de desenvolvimento de um abcesso intracraniano otogénico // The Journal of Laryngology & Otology. - 2019. - Vol.104. -№ 6. - P. 468-472.

242. Odagiri, K. Resultados clínicos da timpanoplastia sem mastoidectomia para otite média crónica // The Journal of Laryngology & Otology. -2016. - Vol.130. - №3. - P 214-214.

243. Omtoft I., Bonding P. Tecido adenoide ectópico nas coanas // J.Laryngol.Otoi. - 2011. Mar. - №115. - P.167-170.

244. Oorts, E. Medida holandesa da qualidade de vida relacionada com a saúde para a otite média crónica // B-ENT. - 2015. - № 11(4). - P.291295.

245. Orhan, K. S. Sucesso cirúrgico e complicações da timpanoplastia com cartilagem tragal composta na otite média crónica // The Journal of Laryngology & Otology. - 2016. - Vol.130. - №3. - P.217-218.

246. Osma, U. As complicações da otite média crónica. // Journal of Laryngology & Otology. - 2010. - Vol.114. - № 2. - P. 97-100.

247. Parkes, W. J. Avaliação da função mastoideia com ressonância magnética após cirurgia de colesteatoma na parede do canal // J. Int. Adv. Otol. - 2016. - Vol.12. - № 2. - P. 132-136.

248. Pennacchini, M. Uma breve história da Qualidade de Vida. // Clin. Ter. -

2011. - № 162 (3). - P. 99-103.
249. Phillips, J. S. Uma nova medida da qualidade de vida relacionada com a saúde para a otite média crónica ativa (COMQ-12 // Otol. Neurotol. - 2014. Mar. - №35 (3). - P. 454-458.
250. Piccirillo, J. F. Cartilha de investigação de resultados // Otolaryngol. Head Neck Surg. - 2011. Out. - №117 (4). - P. 380-387.
251. Pirila T., Jounio-Ervasti K., Sorri M. Assimetrias entre a esquerda e a direita nos níveis de limiar auditivo em três grupos etários numa população aleatória // Audiology. - 2013. - №18. - P. 348-350.
252. Poetker, D. M. Measuring Quality of Life and Outcomes in Rhinology (Medindo a qualidade de vida e os resultados em rinologia). Sataloffs Comprehensive Textbook of Otolaryngology // Head & Neck Surgery.
253. Poetker, L. T. Smith // Pediatric Otolaryngology. - 2015. - T.6.-P. 169.
254. Qualidade de vida, comorbilidade e custo-eficácia no tratamento do cancro da cabeça e pescoço // Advances in Head and Neck. Singular. Pub. Group, 1998. - P. 147-173.
255. Qureishi, A. Update on otitis media-prevention and treatment / A. Qureishi // Infection and drug resistance. - 2014. - T. 2014. - №. 7. - P. 15-24.
256. Rai, A. K. Avaliação da timpanoplastia bilateral simultânea do mesmo dia tipo I na otite média crónica supurativa // Auris. Nasus. Larynx. - 2014. - T. 41. - № 2. - P. 148-152.
257. Rakhmanova I., I.Diyakonova, L.Sichinava, U.Ledovskih Influência da IUGIR de crianças prematuras na função acústica. // Jornal de Medicina Perinatal - Moscovo, -2013. -Vol.41. -P.148.
258. Rafael TJ, Berghella V, Alfirevic Z. Sutura cervical (cerclagem) para prevenção de parto pré-termo em gravidez múltipla. // Cochrane Database Syst Rev. - 2014, - Vol.(9), - P. 146-151.
259. Relic, A. Investigating quality of life and coping resources after laryngectomy //Eur. Arch.Otorhinolaryngol. - 2001. Dez. -N 258 (10). - P.514-517.
260. Richards, M. Quality-of-life outcomes after surgical intervention for otitis media // Archives of Otolaryngology - Head & Neck Surgery. - 2002. - T. 128. - № 7. - P. 776-782.
261. Rojas J.A., Bernal J.E., Garcia M.A., Zarante I., Ramirez N., Bernal C. at all Rastreio de emissões otoacústicas evocadas transientes em recém-nascidos em Bogotá, Colômbia: um estudo retrospetivo // Int. J Pediatr. Otorhinolaryngol. - 2014, - Vol. 78(10). - P. 1752-1755.
262. Roland P. S. Otite média crónica supurativa // Int. J Pediatr. Otorhinolaryngol - 2016. - Vol. 77(10). - P. 1852-1856.).
263. Roopakala M.S., Dayananda G., Manjula P., Konde A.S., Acharya P.T., Srinivasa R., Nirmala K.S. A comparative study of brainstem auditory evoked potentials in preterm and full-term infants. // Indian J. Physiol Pharmacol. 2011. Vol. 55(1). P. 44-52.

264. Rosenfeld, R. M. Quality of life for children with otitis media // Archives of Otolaryngology - Head & Neck Surgery. -2019. - T. 123. - № 10. - P. 1049-1054.

265. Sandu, O. A. Trombose do seio sigmoide e paralisia facial associada a mastoidite: Um relato de caso // The Journal of Laryngology & Otology. - 2016. - T. 130. - S. 3. - S. 228-229.

266. Schuman, T. A. Cirurgia nasal e timpanoplastia simultâneas em adultos // Ear. Nose. Throat. J. - 2010. - T. 89. - № 10. - P. 2832.

267. Segboer C. L., C. T. Holland A hiperreactividade nasal é uma caraterística comum a ambas as doenças alérgicas. // Ear. Nariz. Throat. J. - 2019. - T. 80. - № 10. - P. 3832.

268. Shek N.W., Hillman S.C., Kilby M.D. Morte de um único gémeo: resultado da gravidez //Best Pract. Res. Clin. Obstet. Gynaecol. - 2014.- Vol. 28(2). - P. 249-63

269. Sogut A.- Yilmaz O.- Kirmaz C. Ozbilgin K.- Onur E.- Celik O.- Pinar E.- Vatansever S. - Dinc G.- Yuksel H. Regulatory-T, T-Helper and T-Helper Cell Differentiation in Nasal Mucosa of Allergic Rhinitis with Olive Pollen Sensitivity International Archives of Allergy and Immunology // Ear. Nose. Throat. J. - 2012,-Vol. 80,- № 10.- P.2933

270. Sun, J. Complicações intracranianas da otite média crónica // European Archives of OtoRhino-Laryngology. - 2014. - T. 271. - № 11. - P. 29232926.

271. Tarabichi, M. Endoscopic management of chronic otitis media and tympanoplasty // Otolaryngologic. Clinics of North America. -2013. - T. 46. - № 2. - P. 155-163.

272. Tos, M. Métodos de timpanoplastia com cartilagem: proposta de uma classificação // Otolaryngol. Head Neck Surg. - 2008. - T. 139. - № 6. - P. 747-758.

273. Turchetta R., Orlando M.P., Cammeresi M.G., Altissimi G., Celani T., Mazzei F., Cianfrone G. Modificações das respostas auditivas do tronco cerebral (ABR): observações em recém-nascidos a termo e pré-termo // J Matern. Fetal Neonatal. Med. 2012. Vol. 25(8). P. 1342-1347.

274. Timpanoplastia em crianças // Eur. Arch. Otorhinolaryngol. - 2009. maio. - N 266 (5). - P. 627-633.

275. Van der Veen, E. L. Predictors of chronic suppurative otitis media in children // Archives of Otolaryngology - Head & Neck Surgery. -2006. - T. 132. - № 10. - P. 1115-1118.

276. Van Dinther, J. Validade e fiabilidade do teste-reteste da versão neerlandesa do Questionário 12 sobre Otite Média Crónica (COMQ-12) // J. Int. Adv. Otol. - 2015. Dez. - N. 11 (3). - P. 248-252.

277. Van Klink J., Koopman H.M., Middeldorp J.M., Klumper F.J., Rijken M., Oepkes D., Lopriore E. Resultado do neurodesenvolvimento a longo prazo após feticídio seletivo em gravidezes monocoriónicas // Ultra Obj. Gynecol. - 2013. - Vol.41(6). - P. 653-658.

278. Vikram, B. K. Estudo clínico-epidemiológico da otite média supurativa crónica complicada e não complicada // The Journal of Laryngology & Otology. - 2008.

- T. 122. - № 05. - P. 442-446.
279. Vincent, D. A. Redução das complicações da mastoidectomia com um stent de meatoplastia aberta // Otolaryngology-Head and Neck Surgery. - 1995. - T. 112. - № 6. - P. 689-690.
280. Viswanatha, B. Perda auditiva neurossensorial no tipo escamoso de otite média crónica. // Research in Otolaryngology. -2014.-T. 3. - № 3. -P. 41-45.
281. Vlastos, I. M. Qualidade de vida em crianças com otite média crónica supurativa com ou sem colesteatoma // International journal of pediatric otorhinolaryngology. - 2009. - T. 73. - № 3. - P. 363-369.
282. Wadhawan R., Oh W., Vohr B.R., Wrage L., Das A., Bell E.F., Higgins R.D. Neurodevelopmental outcomes of triplets or higher-order extremely low birth weight infants // Pediatrics. 2011. 127(3). P.654-660.
283. Wallis, S. Otite média crónica // Medicina pós-graduada. - 2015. - T. 127. - № 4. - P. 391-395.
284. Walters, S. J. Quality of Life Outcomes in Clinical Trials and HealthCare Evaluation. // A Practical Guide to Analysis and Interpretation. - 2009. - T. 127. - № 4. - P.362.
285. Wang, G. Viabilidade do questionário de qualidade de vida da Universidade de Washington para o acompanhamento do cancro da laringe na China // Zhonghua Zhong Liu Za Zhi. - 2002. Jan. - N 24 (1). - P. 53-56.
286. Wang, P. C. Validação do inquérito sobre resultados para adultos com otite média crónica supurativa //Ann. Otol.Rhinol. Laryngol.- 2010, 109 (3).-P. 249-254.
287. OMS. Chronic Suppurative Otitis Media, Burden of Illness and Management Options (Otite Média Crónica Supurativa, Carga da Doença e Opções de Tratamento). - Genebra, Suíça, 2004.
288. Wood-Dauphinee, S. Assessing quality of life in clinical research: from where have we come and where are we going? // J. Clin. Epidemiol. -2011. Abr. - N 52 (4). - P. 355-363.
289. Wu, J. F. Complicações extracranianas e intracranianas da otite média: 22 anos de experiência clínica e análise // Ata otolaryngologica. - 2012. -T. 132. - № 3. - P. 261-265.
290. Yoon, T. H. A timpanoplastia, com ou sem mastoidectomia, é altamente eficaz no tratamento da otite média crónica em crianças // Ata Oto- Laryngologica. - 2007. - T. 127. - Sup. 558. - P. 44-48.
291. Yorgancilar, E. Complicações da otite média crónica supurativa: uma revisão retrospetiva // European Archives of Oto-Rhino-Laryngology. - 2013. - T. 270. - № 1. - P. 69-76.
292. Zhang, L. Resultados terapêuticos da mastoidectomia da parede do canal em combinação com a timpanoplastia de tipo I na otite média // Pak. J. Med. Sci. -2016. - T. 32. - № 3. - P. 565-569.
293.

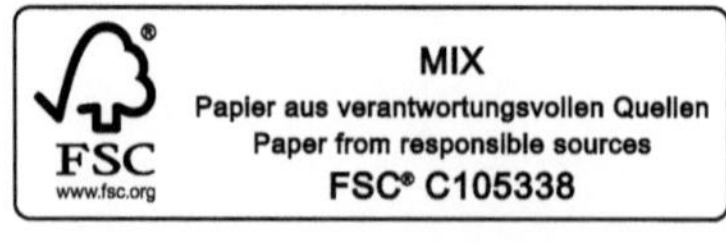

Printed by Books on Demand GmbH, Norderstedt / Germany